1 呼吸

解剖と機能／フィジカルイグザミネーション&アセスメントに必要な手順／呼吸数，呼吸パターン／胸郭の形状・動き／皮膚の色・状態／爪の状態／気管の位置／胸郭拡大／触感振盪音／胸壁の圧痛／打診音／呼吸音

2 循環

解剖と機能／フィジカルイグザミネーション&アセスメントに必要な手順／外見／チアノーゼ／毛細血管再充満時間／頸静脈の怒張と波動／中心静脈圧の推定／心尖拍動／冷汗の有無／脈拍／浮腫／血圧／頸動脈の血流音／心音／心臓の大きさ

3 脳循環

解剖と機能／フィジカルイグザミネーション&アセスメントに必要な手順／意識レベル／特異な肢位／呼吸パターン・クッシング徴候・体温の変調／視神経／動眼神経・滑車神経，外転神経／三叉神経・顔面神経／内耳神経／舌咽神経・迷走神経・舌下神経／失語／空間無視／運動麻痺／運動障害／生理的反射／運動失調／表在知覚／深部知覚／髄膜刺激症状

4 消化器，その他

解剖と機能／フィジカルイグザミネーション&アセスメントに必要な手順／皮膚の状態，腹部の輪郭・形状，腹部表面の動き／腸蠕動音，動脈の血流音，腹膜摩擦音・振水音／腹部の鼓音・濁音／肝臓・脾臓の腫大，腹水，肝臓・脾臓・腎臓の叩打痛／腹壁の緊張や硬直，表在性・深部の腫瘤・圧痛，肝臓・脾臓の腫大

5 症状別　フィジカルイグザミネーション&アセスメント

呼吸（息が苦しい）／循環（胸が痛い，動くと息苦しい）／脳循環（頭が痛い，めまいがする）／消化器，その他（お腹が張って苦しい，お腹が痛い）

Pocket Navi

フィジカル
イグザミネーション
＆
アセスメント

ポケットナビ

中山書店

■編集

道又元裕	杏林大学医学部付属病院　看護部長
露木菜緒	杏林大学医学部付属病院　集中ケア認定看護師
戎　初代	Boise State University Department of Respiratory Care　集中ケア認定看護師

■執筆者（50音順）

戎　初代	Boise State University Department of Respiratory Care　集中ケア認定看護師
志村知子	日本医科大学付属病院　皮膚・排泄ケア認定看護師, 急性・重症患者看護専門看護師
露木菜緒	杏林大学医学部付属病院　集中ケア認定看護師
濱本実也	公立陶生病院　集中ケア認定看護師

〈序文にかえて〉
フィジカルイグザミネーション・アセスメントを行う明確な目的をもとう！

生体に何らかの異常・異状・異変（変化：change）が起これば，生体は何らかの兆候・徴候（sign），症状（symptoms）を発信（performance）する．この変化は，たとえ患者本人が自覚していなくても，看護師がフィジカルイグザミネーション（physical examination）とフィジカルアセスメント（physical assessment）という行為を適切に行うことによって，いち早く気付く（察知する）ことができる．そしてこれらの行為は，臨床実践を通して行うことが不可欠であることは言うまでもない．

■フィジカルアセスメントとフィジカルイグザミネーション
●フィジカルアセスメントとは

フィジカルアセスメントとは，患者を観察し，（可能であれば）インタビューによって健康歴の主観的情報を聞き，観察と科学的な検査，さらにフィジカルイグザミネーション（身体診査）を行い，これらの情報を統合して，患者の健康問題について評価することといえる．

フィジカルアセスメントは，通常，以下の3つのステップによって構成される（**表1，図1**）．これらは別々に，あるいはほぼ並行して行われる．

基本情報インタビューと系統的インタビューは，問診によって導き出される主観的情報である．一方，一般状態の観察，検査データ，系統的フィジカルイグザミネーションは，客観的情報として位置づけられる．

■表1　フィジカルアセスメントの3つのステップ

ステップ1
　基本情報を得るインタビュー（基本情報インタビュー）と一般状態の観察，種々の検査データによるスクリーニング

ステップ2
　系統的インタビューによるシステムレビュー

ステップ3
　身体を医療者のスキルによって診査する系統的フィジカルイグザミネーション

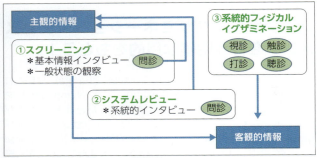

図1 フィジカルアセスメントの構成

● **フィジカルイグザミネーションとは**

　フィジカルイグザミネーションとは，前述のフィジカルアセスメントの一過程であり，客観的情報を得るための手段といえる．具体的には，視診，触診，打診，聴診によって構成され，①患者の健康状態のベースラインのデータ収集，②既往歴などから補足データを確認あるいは反論，③医学判断の確認と確定，④患者の健康状態の変化および治療方法に関する臨床判断，⑤治療・ケアの生理学的アウトカムの評価などを目的に行われる．

● **質の高いフィジカルアセスメントの実施に必要なこと**

　フィジカルアセスメントでの情報収集では，意図的に目的をもったインタビューの技術や，精度の高い検査方法，正しい診査技術を身につけていることが，まず基本となる．そのうえで，データの示す意味を関連づけ，統合する専門知識と洞察力をもった判断・評価が必要となる．さらに経験の積み重ねによる洗練された技術や知識が大きな力となる．

　フィジカルアセスメントの精度を高めるには，正常と異常とを区別するための解剖生理や疾病・病態などに関する基本的知識を得るための幅広い学習と，診査の結果が有益になるための技術訓練を重ねることが必須である．これらの知識と技術を身に付けるためには，ある特定の疾病や症状をもつ患者のフィジカルアセスメントを行う場合にも，特定範囲に関連した項目・事柄の確認はもちろんだが，頭頸部・顔，上肢，胸部・背部，腹部，消化管，生殖器，下肢，筋・骨格系，神経系の状態までhead to toe（頭からつま先まで）のチェックを基本として行う．そして，種々の検査データやモニタ

リングデータ，患者の主観的情報を組み合わせ，特定範囲だけでなく全身状態と関連づけて，統合的にアセスメントしていくことが重要である．

■フィジカルアセスメントの臨床的に重要な目的・意義とは

フィジカルアセスメントの臨床的に重要な目的・意義として，患者が発信する静的・動的パフォーマンスを聴，観（視），触，嗅によって，変化の事実，正常と異常，緊急性，重症性を判断するとともに原因を予測することがある．その中でも，緊急性を見きわめ，患者の急変に適切に相応することは，最も重要である．つまり患者の生命を最優先した行為としてフィジカルアセスメントが実践されなければ，意味がないということである．

●重症度と緊急度

「重症度」と「緊急度」は，それぞれ生命の危険性を評価するものであるが，重症度と緊急度は必ずしも相関しない．例えば，「生理学的評価」での異常によって最重症と判断された場合でも，緊急度が最も高いというわけでもないのである．また，「解剖学的評価」で著しい異常やそのほかの症状などにより大きな異常がある場合にも緊急度が高いとはいえない．

つまり重症度は，時間軸とはそれほど関係なく，患者の生命予後あるいは機能の予後を示している．一方，緊急度は，生命の危険度を時間的に規定したものである．したがって，重症度は低くても，それをただちに改善しないと生命が危ぶまれる状態であれば，緊急度は高いということになる．

●急変とはどういう状態か

「急変」とは患者の健康状態の急激な変化であり，それは患者の生命にかかわる危機的状態に陥っていることを示している．患者の健康状態が急激に悪化する原因は様々あるが，共通している現象としては，潜在的あるいは顕在的に存在する疾病や組織・臓器の障害などにより，生体の種々の予備能が低下することで，身体に不都合な変化に対応する恒常性の代償機転が「急激」に破綻することがあげられる．この場合，疾病や病態の重症度には関係なく緊急性が高く，現在の状態から可及的速やかに回復させることが必要であり，そうしないと短時間のうちに命が絶たれるといった緊急事態にあるといえる．

●急変を予測し,見きわめるためのフィジカルイグザミネーション・アセスメント

急変状態となっている患者の多くは,誰が見ても異常だと判断できるサインや症状が認められる.しかし,その状態に至る前にも,患者は何かしらのサインや症状を発信していることが数多くある.この「何かしらのサイン」や「症状」には,注意深く観察してもよくわからないもの,注意深く観察すればわかるもの,さらには意図的に観察すればわりとわかるものまである.

これらに気づき,もしかしたら急変の前駆状態かも知れない,あるいは急変状態だと判断するためには,フィジカルイグザミネーション・アセスメントの技術と,分析・洞察能力をしっかりと備えている必要がある.さらに,それを根拠に「いつもと違う,何かおかしい,変だな」と思えるセンスとそれなりの経験も必要である.このような技能とセンスによって,観察行動の始まりや幅・深さが変わってくる.

著者は,急変状態やその前駆状態の早期発見は「出会い」から始まると考えている.この「出会い」は「意図的に出会う」ための行動がなければ成立しない.つまり,患者が発信している大なり小なりの異常なサインと症状に対して,それを異常だと判断しなければ「出会い」にはならず,それらは単なる「データ」にすぎなくなってしまう.そして,それを異常だと判断し,それに対する意味づけ

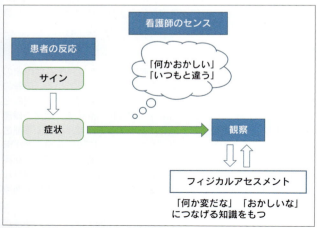

■図2　急変との「出会い」（観察から判断まで）

をしたときに初めて,必要な「情報」に変わるのである(**図2**).

急変は時間的経過をみると,きわめて短時間に急激的に起こることが多く,前触れがある場合も,前触れがまったくない場合もある.また,理論的に説明もつかないこともあるように思う.そのため,急変を起こすケースを先んじて明確に予測することは,現実的にはそう簡単なことではないかもしれない.

急変と「うまく出会う」ためには,「おや,何かおかしい」「いつもと違う」という鋭い感覚が必要であり,その感覚を支えるものが患者の既往歴,原疾患の把握,バイタルサインの変化への気づきと意味ある観察だといえる.そして「経験」と「知」に裏付けられたフィジカルイグザミネーション・アセスメントがとても重要になってくる.

●アセスメントに役立つ患者の情報

急変を惹起するリスクが高いケースというのは多種多様であり,一概に言及することはできない.しかし,患者の既往歴や原疾患から急変のリスクを予測することは可能である.例えば,高血圧,虚血性心疾患,大動脈瘤,不整脈,脳出血・脳梗塞・脳腫瘍,気管支喘息,喀痰喀出障害,嚥下障害,脱水,体温の異常,嘔吐・吐血,下痢・下血,全身麻酔直後から数日間内などのケースの場合には,突然的に急変を惹起することがある.

しかしこのようなケースでも,最も重要な情報は「バイタルサイン」といえる.その中には患者自身の自覚症状や血液検査のデータも含まれる.

バイタルサインのチェックの基本は,正常時と比較した変化を見きわめることである.そのためには,最低でも**表2**で示したポイントはチェックしてほしい.

■表2　バイタルサインのチェック時の観察ポイント

自覚症状に変化はないか
○初めて，あるいは過去に体験した異常な症状の認知と変化
○特に痛みの出現とその性状と変化，意識状態に変化はないか，会話における応答，行動は普通か（多弁，不要な言動，表情の変化）

血圧に変化はないか
○安静時収縮期血圧が上昇・低下（20～30%）
○拡張期血圧の異常な上昇
○脈圧は狭小化していないか？

脈拍に変化はないか（必ず1分間の測定を行う）
○頻脈または徐脈
○脈拍欠損（10回/分以上）
○交互脈（上室性頻拍，左室機能障害）

呼吸に変化はないか（必ず1分間の測定を行う）
○呼吸回数の増加
○異常な呼吸音
○異常な呼吸パターン
　・胸郭の左右不対称の上下運動
　・努力呼吸（鼻翼呼吸，下顎呼吸や肩で息をするなどの呼吸状態）
　・起座呼吸
　・睡眠時の舌根沈下
　・チアノーゼ

体温に変化はないか
○異常な熱型
○弛張熱（日差が1℃以上で低いときでも平熱以下にならない）
○悪寒・戦慄

皮膚に変化はないか
○冷汗，湿潤，末梢冷感，チアノーゼ

検査データに変化はないか
○血液検査，生化学検査，血液ガスなど

■おわりに

　これまでに述べてきたことのまとめになるが，フィジカルイグザミネーションとは，問診・視診・触診・打診，聴診の技術を駆使して生体における健康状態の評価を行うことである．一方，フィジカルアセスメントとは，それらによって得られたデータと情報をベースに，さらに分析などの評価を行うことである．これを適正に実施するためには，基本となる技術と解剖学・生理学の知識が必要である．

　このときに目の前の患者の健康状態を判断していこうとする意識は，フィジカルイグザミネーション・アセスメントの技術レベルを高め，知識内容を深め，さらには看護ケアの判断能力や対応能力実践の質を高めることになる．その結果が患者満足を得ることにつながっていくと著者は考える．

　本書は，このようなコンセプトのもと，クリティカルケアの看護実践をはじめ，急性期・慢性期を問わずして，患者の生命を守るためのコンテンツになっている．本書が，活用される方々の力になってくれれば望外の喜びである．

2015年11月

編者を代表して
道又元裕

CONTENTS

執筆者一覧…………………………………………………………… ii
序文にかえて………………………………………………………… iii

1. 呼吸

- 解剖と機能………………………………………………………… 2
- フィジカルイグザミネーション＆アセスメントに必要な手順
  - 手順……………………………………………………………… 8
  - 手順のアルゴリズム…………………………………………… 10
- 臨床におけるフィジカルイグザミネーション＆アセスメントの実践
  - 視診：呼吸数，呼吸パターン………………………………… 12
  - 視診・触診：胸郭の形状・動き……………………………… 15
  - 視診：皮膚の色・状態，爪の状態…………………………… 17
  - 触診：気管の位置，胸郭拡大………………………………… 19
  - 触診：触感振盪音（発声時の胸壁の振動）………………… 21
  - 触診：胸壁の圧痛……………………………………………… 22
  - 打診：打診音…………………………………………………… 23
  - 聴診：呼吸音…………………………………………………… 24

2. 循環

- 解剖と機能………………………………………………………… 28
- フィジカルイグザミネーション＆アセスメントに必要な手順
  - 手順……………………………………………………………… 38
  - 手順のアルゴリズム…………………………………………… 40
- 臨床におけるフィジカルイグザミネーション＆アセスメントの実践
  - 視診：外観（体位，顔貌）…………………………………… 42

- 視診:チアノーゼ……………………………………………… 43
- 視診:毛細血管再充満時間(CRT)……………………… 44
- 視診:頸静脈の怒張と波動………………………………… 46
- 視診:中心静脈圧の推定…………………………………… 48
- 視診:心尖拍動(心尖部の拍動)………………………… 50
- 触診:冷汗の有無…………………………………………… 51
- 触診:脈拍…………………………………………………… 52
- 触診:浮腫(上眼瞼,四肢)……………………………… 56
- 触診:心尖拍動(心尖部の拍動)………………………… 58
- 聴診:血圧…………………………………………………… 60
- 聴診:頸動脈の血流音……………………………………… 62
- 聴診:心音…………………………………………………… 63
- 打診:心臓の大きさ………………………………………… 67

3. 脳循環

- 解剖と機能…………………………………………………… 70
- フィジカルイグザミネーション&アセスメントに必要な手順
  - 手順……………………………………………………… 84
  - 手順のアルゴリズム…………………………………… 88
- 臨床におけるフィジカルイグザミネーション&アセスメントの実践
  - 生命維持機能:意識レベル　　90
  - 生命維持機能:特異な肢位　　94
  - 生命維持機能:呼吸パターン・クッシング徴候・体温の変調
  ……………………………………………………………… 95
  - 脳神経系機能:視神経(間脳)………………………… 98
  - 脳神経系機能:動眼神経・滑車神経(中脳),外転神経(橋)
  〈眼球運動〉………………………………………………101

- 脳神経系機能：三叉神経・顔面神経（橋）〈顔面の知覚，顔面麻痺〉···103
- 脳神経系機能：内耳神経（橋）〈聴力〉······················105
- 脳神経系機能：舌咽神経・迷走神経・舌下神経（延髄）〈構音障害，嚥下障害〉····································106
- 高次脳機能：失語···107
- 高次脳機能：空間無視··109
- 運動機能：運動麻痺〈筋力低下〉·····························110
- 運動機能：運動障害〈筋トーヌス（筋緊張）の異常〉···112
- 反射：生理的反射··113
- 小脳機能：運動失調···117
- 知覚機能：表在知覚〈触覚・痛覚〉··························119
- 知覚機能：深部知覚〈ロンベルグ徴候〉·····················120
- 髄膜刺激症状··121

4. 消化器，その他

- 解剖と機能··124
- フィジカルイグザミネーション＆アセスメントに必要な手順
  - 手順··130
  - 手順のアルゴリズム···132
- 臨床におけるフィジカルイグザミネーション&アセスメントの実践
  - 視診：皮膚の状態，腹部の輪郭・形状，腹部表面の動き···134
  - 聴診：腸蠕動音，動脈の血流音，腹膜摩擦音・振水音···137
  - 打診：腹部の鼓音・濁音，肝臓・脾臓の腫大，腹水，肝臓・脾臓・腎臓の叩打痛······························140

- 触診:腹壁の緊張や硬直,表在性・深部の腫瘤・圧痛,肝臓・脾臓の腫大……………………………………………………146

5. 症状別　フィジカルイグザミネーション&アセスメント

- 呼吸
  - 息が苦しい……………………………………………152
- 循環
  - 胸が痛い………………………………………………156
  - 動くと息苦しい………………………………………160
- 脳循環
  - 頭が痛い………………………………………………164
  - めまいがする…………………………………………168
- 消化器,その他
  - お腹が張って苦しい…………………………………172
  - お腹が痛い……………………………………………175

索引……………………………………………………………178

1 呼吸

- 解剖と機能
- フィジカルイグザミネーション&アセスメントに必要な手順
- 臨床におけるフィジカルイグザミネーション&アセスメントの実践

解剖と機能

- 呼吸器系の生理学的な機能は，ガス交換を適切に行い，生体の酸塩基平衡を維持することである．そのためには，図1にあるように，脳・神経系，筋・骨格，気道，肺という多くの器官や組織がそれぞれに機能していなくてはならない．
- 酸塩基平衡は呼吸だけでなく腎臓の機能も影響しており，腎臓の働きが悪くなったときの代償機能を有しているのが，呼吸器系になる．
- 図1の器官や組織は障害を受けると呼吸に直接影響を及ぼし，循環系や腎臓の障害，その他の病態（代謝系の病態）は間接的に呼吸に影響を及ぼすといえる．
- このように考えると，入院患者を初めてみる場合や，救急外来で事前に病状を知ることができる場合などに，前もって呼吸に影響するような状態であるか否かをイメージし，フィジカルアセスメントに挑むことができる．

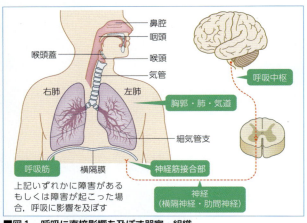

■図1　呼吸に直接影響を及ぼす器官・組織

胸郭
- 胸郭は，胸骨，12対の肋骨（肋軟骨を含む），12の胸椎から構成され，胸腔をつくっている．このなかには，縦隔（左右の肺に挟まれた頸部から心臓，大血管，食道，リンパ管など）とよばれる部位，肺，胸膜が含まれる．
- 呼吸をするためには，呼吸筋による胸郭の拡大が必要になる．

横隔膜

- 横隔膜は吸気を行ううえで重要な筋であり、吸気の7～8割を担っているといわれている。横隔膜が動かなくなるような病態では、吸気にどれほど影響するかが理解できるだろう。

肺

- 肺は、右が3葉（上葉、中葉、下葉）、左が2葉（上葉、下葉）に分かれており、胸郭のランドマークとなる第2肋骨、第4肋骨、第6肋骨によって、体表面上から推測できる（**図2**）。ただし、これはあくまで解剖学的に正常な肺・胸郭の場合のランドマークであり、解剖学的に異常な肺・胸郭の場合は、肺葉の部位の推測は難しくなる。
- 肺は、前面、側面、背面の観察において、それぞれの肺葉の大きさが異なる。
- 前面から観察すると、右肺は上葉と中葉、左肺は上葉の位置を推測できるが、観察できる下葉はごくわずかとなる（**図2**）。

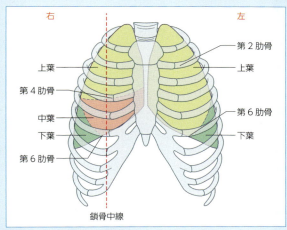

■**図2 肺（前面）の解剖**

- 側面から観察すると、右肺は上葉・中葉・下葉（**図3**）、左肺は上葉と下葉の位置を推測できる。前面第6肋骨と鎖骨中線ポイントから第2胸椎へ向けて伸ばした線の上下で、左肺は上葉と下葉の位置に分かれる。右肺はさらに上葉の第4肋間から下方が中葉となる。
- 背面からみると、左右の肺ともに、わずかな上葉と下葉全体の位置を推測できる（**図4**）。

肺

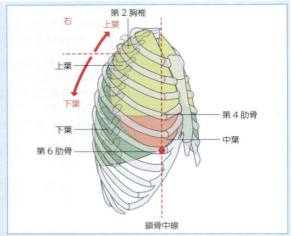

■図3　肺（右側面）の解剖

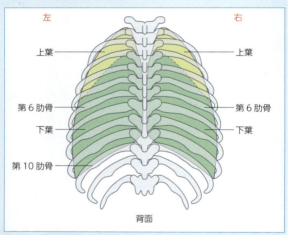

■図4　肺（背面）の解剖

- 左右の肺はさらに10区域に分かれている（**図5**）．ただし，一部の成書では，左肺の7番目がなく，番号を飛ばして9区域，さらに左肺の上葉の1番と2番を一緒にしている場合は8区域となっているものもある．

肺

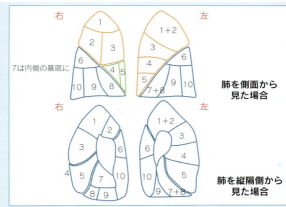

肺を側面から見た場合

肺を縦隔側から見た場合

■図5　肺区域

気管支

- 気管支は全部で23分岐している（図6）．

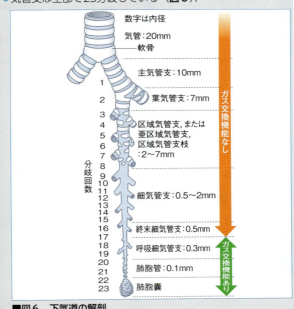

■図6　下気道の解剖

- 17分岐目の呼吸細気管支から肺胞でのガス交換が行われて

気管支
おり，それより前方（口に近いほう）はガスを通すための管，気道（解剖学的死腔）としてのみの役割である．
- 気管，気管支の空間を支える軟骨組織は12分岐までであり，神経系の影響を受ける平滑筋は肺胞の手前までである．

血液
- 心臓から肺に送り出される血液は，動脈血より二酸化炭素を多く含み，酸素は少なく，肺動脈（血液は静脈血）という血管を通る．肺では，これらを動脈血と同じくらいにまで回復させ，肺静脈（血液は動脈血）を通り，心臓へ戻す役割を担う（図7）．
- 肺の栄養血管は，気管支動脈である．肺に酸素を与えた後，気管支静脈に流れていく（一部は肺静脈に流れ込む）．

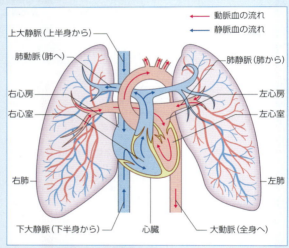

■図7　肺の動脈血・静脈血の流れ

肺胞
- 肺胞では，絶えず酸素と二酸化炭素のガス交換が行われている（図8）．これを内呼吸とよぶ．
- この内呼吸には毛細血管の血液循環と肺胞内のガスが必要になる．

肺胞

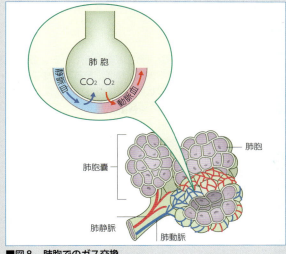

■図8 肺胞でのガス交換

機能的残気量

- 機能的残気量という肺のなかに常に残っているガスがある（図9）．
- 肺を膨らますためのさまざまな因子が機能することにより，わずかな1回換気量（500mL程度）によって新鮮なガスの入れ替えが行われ，毛細血管と肺胞間でのガス交換が行われている．

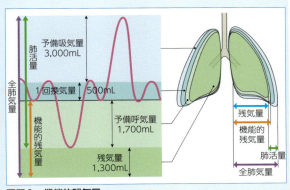

■図9 機能的残気量

■フィジカルイグザミネーション&アセスメントに必要な手順
手順

視診
- 呼吸数，呼吸パターン（努力呼吸の有無など），呼吸リズム．
- 胸郭の形状，動き（前後径・横径，左右対称性など）．
- 皮膚の色・状態，爪の状態．
- その他：胸部全体の外形，肋骨の可動性．

触診
- 前方→側方→後方の順で行う．
- 気管の位置：両手を患者の首回りに置き，気管に沿って境を触診する．
- 胸郭拡大：
  - 前方：剣状突起を中心に両手を肋骨に沿って側方へ開き，左右の動きを確認する．
  - 後方：第10肋骨の高さに両手の親指を置き，肋骨に沿って側方へ開き，肋骨の動きを確認する．
- 触感振盪音（発声時の胸壁の振動）：
  ①両手の指先を両肩甲骨より内側（脊椎寄り）にあてる．
  ②患者に「ひとーつ，ふたーつ，みぃーつ」と言ってもらう．
  ③胸壁の振動を確認していく．
- その他：柔軟性，拍動，皮膚病変（皮膚の緊張度・温度），胸郭筋群，胸郭の骨格，肥満など．

打診
- 間接法：左手中指を打診部に沿え，その上（打診板となる指）をもう一方の指で叩く．
- 比較打診法：左右の胸部を打診し，得られた音の違いによって状態を考える．
- 局所打診法：打診部直下に空気を含んでいる部位といない部位との境界部を特定する．

聴診
① できるだけ外部音が入らないように，聴診器のチェストピースのあて方に配慮する（皮膚にぴったりと密着させる）．
② 聴診を始めるときには，いつもより大きめの呼吸をしてもらい，1か所聴診するたびに1呼吸（吸気と呼気）は聴取する．
③ 過呼吸にならないように，声かけで呼吸をコントロールする．
④ 頸部→肺尖部→前胸部（または背部）→側部→背部（または前胸部）の順で行う．
- 聴診音：
  - 呼吸音：気管支（気管）音，気管支肺胞音，肺胞音．
  - 異常音：呼吸音の減弱・消失，ストライダー，断続性ラ音（高音性，低音性），連続性ラ音（高音性，低音性），胸膜摩擦音．

フィジカルイグザミネーション&アセスメントに必要な手順

フィジカルイグザミネーション&アセスメントに必要な手順
手順のアルゴリズム

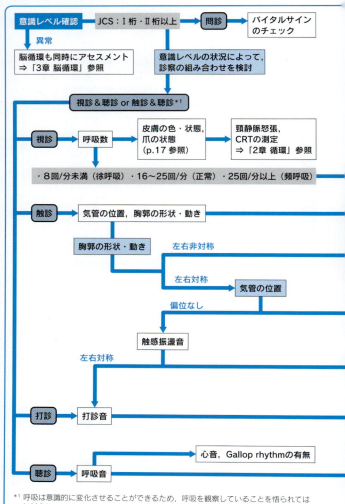

*[1] 呼吸は意識的に変化させることができるため、呼吸を観察していることを悟られてはいけない

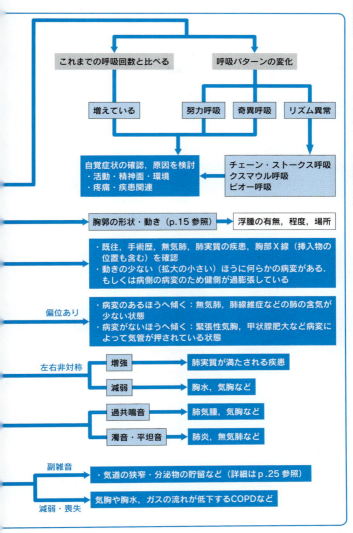

■視診
呼吸数,呼吸パターン

方法
① 測定時,患者が呼吸を意識しないように声をかける(例えば,「脈を測ります」など,呼吸以外の測定をするような声をかける).
② 1分間の呼吸数を測定する.同時に呼吸パターン,呼吸リズムも確認する.
③ 会話による呼吸の影響を確認する.

アセスメント

《正常》
- **呼吸数**:平均20回/分(16〜25回/分の範囲).
  - **病態がある患者**:上記を逸脱した呼吸数であっても通常(普段,安静時)の呼吸数であれば,それがその患者にとっての正常な呼吸数と考える.
  - **全身状態が悪い患者**:呼吸数の変化はpH維持に影響している可能性がある(図1).そのため,正常の範囲にとらわれず,全身状態を加味したうえで考える.

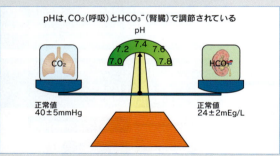

■図1 呼吸数はpHに影響
二酸化炭素(CO_2)は酸,HCO_3^-はアルカリの性質をもつ.これらは,体内でpHを維持するためにつり合うように調整されている.どちらかが増減した場合には,もう片方でそれを補っている

- **呼吸パターン**：男性と小児は横隔膜で呼吸する腹式呼吸，女性は胸郭で呼吸する胸式呼吸が一般的である．ただし，何らかの病態を有する患者は，一般的な呼吸パターンとは異なっている場合がある．呼吸数と同様に，呼吸パターンもその患者にとって，通常の呼吸パターンであるか否かで，正常か異常かを区別する．
- **呼吸リズム**：一般的に，整っている．
- **会話による影響**：一般的に，影響を受けない．

《異常》
- **呼吸数**：
  - **頻呼吸**：25回/分以上．肺炎や発熱など炎症性による代謝亢進，疼痛，不安などによる心因性の変化，低酸素状態などが考えられる．
  - **徐呼吸**：8回/分未満．頭蓋内病変や麻酔・鎮静による影響などが考えられる．
- **呼吸パターン**：
  - **努力呼吸**：正常な呼吸時に使われる呼吸筋（横隔膜，外肋間筋）以外の，呼吸補助筋を使用した呼吸である．呼吸補助筋には，吸気筋（胸鎖乳突筋，斜角筋など），呼気筋（腹直筋など）がある．
  - **奇異呼吸**：
    - **左右の動きが対称的でない**：一側性の無気肺や気胸，血胸，気道内異物など．
    - **胸部と腹部の動きが同調していない**：頸髄損傷，吸気時に胸部が陥没・上腹部が拡張するなど．
    - **一部の胸郭が異なる動きをしている**：胸部外傷による多発肋骨骨折（フレイルチェスト〔隣接する3本以上の肋骨がそれぞれ2か所以上で骨折し，呼吸時にほかの肋骨とは違う動きをみせる〕など）．
- **呼吸リズム**：
  - **チェーン・ストークス呼吸**：無呼吸期の終わりから小さい呼吸が始まり，徐々に大きい呼吸となり，その後，減弱して小さい呼吸に戻り，無呼吸期に入る．心不全，脳出血，脳梗塞，脳腫瘍，髄膜炎，頭部外傷（脳幹またはそれより上位の中枢神経系での外傷）で起こる．健常者の睡眠時にも起こりうる．

アセスメント

- **クスマウル呼吸**：規則正しい深く大きな呼吸．中等度以下の場合は頻呼吸となり，重症になるに従い換気量増大とともに努力性の呼吸となる．
- **ビオー呼吸**：深いあえぎ呼吸が続いた後に無呼吸となり，再び深いあえぎ呼吸を繰り返す．頭蓋内病変などでみられる．
- **会話による影響**：呼吸器疾患がある場合には，会話によって呼吸が早くなることがある．

エキスパートは ここ をみる！

- 呼吸数と呼吸パターンは，次の観察時，前回との変化を頭のなかで時系列に評価する．モニタ数値を過信せず，呼吸数やパターンの変化が，なぜ起こっているのかを考える．
- 異常な呼吸パターンを引き起こす病態があれば，その可能性を加味して観察する．

落とし穴

- 呼吸数の変化は，局所の状態が影響している場合と全身状態が影響している場合がある．
- 無呼吸時間がどの程度か，呼吸再開が行われるタイミングがいつなのかを調べたい場合，人工呼吸器の無呼吸設定時間によっては調べられない可能性がある．

■視診・触診
胸郭の形状・動き

方法
- 胸郭の形状：
  - 前後径と横径：2つを比較する．
  - 左右対称性：深呼吸をすることではっきりしやすい．
  - 変形：突出や陥没などがないかを観察する．
- 胸郭の動き：座位であれば正面から，臥位であれば頭側もしくは足元から胸郭をみると，左右対称かどうかがわかりやすい．

アセスメント

《正常》
- 胸郭の形状（図1）：
  - 前後径と横径：成人の場合，前後径よりも横径が大きい．新生児・高齢者の場合，ビール樽状胸（ビール樽のように胸郭が拡大した状況［肺は過膨張した状態］）である．
  - 左右対称性：左右は類似しており対称性がある．ただし，手術を行った患者などは，その病態によって，左右対称になっていないことがある．
  - 変形：変形はみられず，一般的に楕円形である．

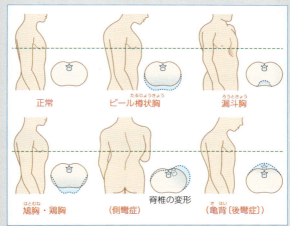

正常　　　ビール樽状胸　　　漏斗胸

鳩胸・鶏胸　　（側彎症）　脊椎の変形　　（亀背〔後彎症〕）

■図1　胸郭の形状

アセスメント

- **胸郭の動き**：呼吸時，胸骨・第2～6肋骨はポンプハンドル運動で前後に，それ以下の肋骨はバケツハンドル運動で両側に動く（**図2**）．

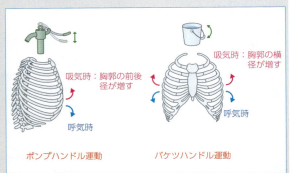

■図2　胸郭の動き

《異常》

- **胸郭の形状**：
  - **胸郭の収縮**：一側性を含む．
  - **鳩胸・鶏胸**：胸骨が前方突出し，胸郭の前後径の増加がみられる．
  - **漏斗胸**：前胸骨，もしくはその一部が陥没している．高度な陥没の場合，心機能や呼吸に影響する．
  - **ビール樽状胸**：慢性閉塞性肺疾患（COPD）の患者でみられる．
  - **脊椎の変形**：側彎症，後彎症，前彎症でみられる．程度によっては，肺機能に影響する．
- **胸郭の動き**：**図2**以外の動きがみられる．

エキスパートは ここ をみる！

左右対称な動きをしているか，視診だけではわかりにくい場合には触診も併用する．

落とし穴　漏斗胸の患者は，胸部X線で心肥大があると評価されやすい．画像上は心肥大であっても，新しく起こった心肥大ではない可能性もあるので注意する．

■視診
皮膚の色・状態，爪の状態

方法
① 自然光もしくは人工灯で適度な採光をつくる．
② 皮膚の状態，爪の状態をみる（色調，浮腫，発汗，傷痕，斑点，硬結，清潔性，温度など）．

アセスメント

《正常》
- **皮膚**：個人差が大きく，色調はさまざまである．異常な皮膚所見がみられなければ正常であるが，皮膚疾患がもともとある場合は，その疾患による変化を基準として考える．
- **爪**：爪床角が185°未満（190°を超えない）である（**図1**）．

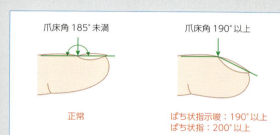

■図1　爪床角

《異常》
- **爪床と口唇・口腔粘膜のチアノーゼ**：寒さ，ヘモグロビン異常，肺・心疾患などが考えられる．
- **網状チアノーゼ**：末梢組織での酸素需要亢進や末梢循環不全などが考えられる．
- **皮膚・粘膜・強膜の黄疸**：組織のビリルビン上昇などが考えられる．
- **皮膚色の減少，顔面・眼瞼結膜・口・爪床の蒼白**：ヘモグロビン・血流減少などが考えられる．
- **紅斑，局所の発赤**：局所の感染，日焼けなどが考えられる．
- **全身性発赤**：体温上昇などが考えられる．
- **色素形成異常（脱色素・高色素）**：メラニン分布変化，メラニン細胞機能変化，アジソン病，砒素中毒，強皮症などが考えられる．

- **ばち状指（太鼓ばち指）**：爪床角が190°以上では，そのうち80％は呼吸器系の基礎疾患があり，10〜15％は先天性チアノーゼ型心疾患・肝硬変・慢性の下痢・亜急性心内膜炎があり，5〜10％は遺伝性・原因不明となる．

エキスパートは をみる！

- 毛細血管再充満時間（CRT, p.44参照）をみて，末梢循環を評価する．
- 発赤は時間経過で観察し，新たな皮膚病変（水疱形成など）が起こっていないかを確認する．

落とし穴　チアノーゼは貧血患者では出現しにくく，多血症患者では出現しやすい．そのため貧血患者ではチアノーゼ以外のアセスメントも重要である．

触診
気管の位置，胸郭拡大

方法

- **気管の位置**：両手を患者の首回りにおき，人差し指を胸骨上切痕の気管の上において，鎖骨上端，胸鎖乳突筋の内側に沿い，気管との境を触診する（図1）．

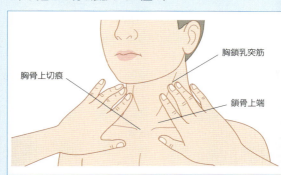

■図1　気管との境を触診

- **胸郭拡大（図2）**：
  - **胸郭前方**：剣状突起を中心に両手を肋骨に沿って側方へ開き，呼吸に伴う左右への動きを確認する．
  - **胸郭後方**：第10肋骨の高さに両手の親指を置き，肋骨に沿って側方へ開き，呼吸に伴う肋骨の動きを確認する．

アセスメント

《正常》
- **気管の位置**：気管は，一般的に胸骨上切痕からまっすぐ上方で確認できる．
- **胸郭拡大**：体の大きさによって異なるが，通常，前方・後方ともに肋骨に沿ってあてた両親指の間は一般的に3～5cm離れている（図2）．深呼吸を促したときに，両親指はさらに3～5cm離れる．このときに，左右の拡大に差がない状態が一般的である．

《異常》
- **気管の位置**：左右のどちらかに傾く．
  - **病変のあるほうへ傾く**：無気肺や肺線維症で肺の含気が少ない病態がある場合などは，病変のあるほうへ傾く．

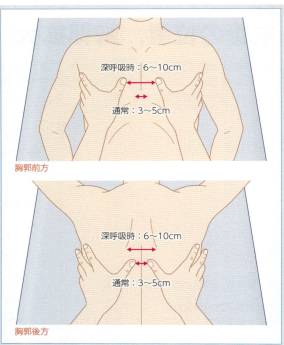

■図2　胸郭拡大

- **病変のないほうへ傾く**：頸部腫瘍，甲状腺肥大，肥大したリンパ節，胸膜滲出液，単一側の気腫，緊張性気胸では，病変がないほうへ傾く．
- **胸郭拡大**：左右差がある．
- 拡大が小さいほうに何らかの病変がある，もしくは病側の病変のため健側が過膨張している．
- 胸腔内での一側性の無気肺や胸水貯留，気胸がある場合，胸郭表面での手術創による影響などが考えられる．

エキスパートはここをみる！

既往歴や現病が関係した病態の出現の可能性も踏まえつつ，新しい所見の出現がないかを考えながら触診する．

■触診
触感振盪音（発声時の胸壁の振動）

方法
①両手の指先を両肩甲骨より内側（脊椎寄り）にあてる（図1）．

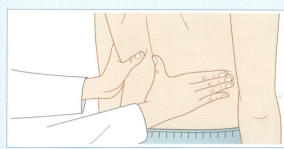

■図1　触感振盪音の触診時の手のあて方

②患者に「ひとーつ，ふたーつ，みぃーつ」と言ってもらう．
③左右差などに注意しながら，胸壁の振動を触診していく．

アセスメント

《正常》
- 気管支分岐部近く（胸骨角，第2肋間近く）で最も振盪する．
- 高調な声や静かな声の患者，胸壁の厚い患者は，振盪音が欠如する場合があるため注意する．

《異常》
- 以下は，左右非対称になった場合に異常が疑われる．
  - **増強**：肺炎，収縮した肺，肺腫瘍，肺線維症など，肺の均一な構造に満たされた液体や固体がある場合．
  - **減弱**：胸膜滲出液，胸膜肥厚，気胸，気管支閉塞，肺気腫など，音が胸壁に到達する前に通過する液体の増加がある場合．
  - **胸膜摩擦音**：胸膜の炎症がある場合（胸膜炎等）など，呼吸運動時（吸気時）にきしむような音が生じる．

落とし穴　ベッド上の患者の場合，体の向きによって振盪音の伝達に影響が出ることがあるため，左右差を確認するには条件を同じにして評価する．

■触診
胸壁の圧痛

方法
- ほかの触診を行っているときに,同時に確認する.
① 触診時に圧痛があった場合には,患者に痛みを表出してもらうように伝える.
② 痛みが伴いそうな皮膚病変部を見つけた場合には,患者に声をかけ,その病変部に関するこれまでのエピソードを確認する.

アセスメント
《正常》
- 一般的に,圧痛はない.

《異常》
- **圧痛がある**:打撲や骨折,局所炎症などが考えられる.圧痛部位に関連した出来事がなかったかを確認する.

打診
打診音

方法
① 胸郭表面に打診板になる指を密着させ，打診鎚となる側の手は手首のスナップを利かせ，打診板となる指を叩く（p.141参照）．
② 打診部は，1〜2回すばやく叩く．
③ 打診部は骨の多い部分を避け，骨と骨の間で行い，左右で比較する．
- **比較打診法**：左右の胸部を打診し，得られた音の違いによって状態を考える．
- **局所打診法**：打診部直下に空気を含んでいる部位と含んでいない部位との境界部を特定する．例えば，胸部と腹部の境目を判断する．

アセスメント
《正常》
- 肺野全体：共鳴音．
- 骨上，筋上：平坦音．
- 前胸部心臓上，横隔膜下：濁音．

《異常》
- 肺野全体：
  - **過共鳴音**：喘息，肺虚脱部位以外，肺気腫，気胸．
  - **濁音・平坦音**：肺虚脱部位，胸膜浸潤・肥厚，肺炎．
- その他：器官の位置・境界を打診で確認する．
  - **横隔膜の動き減少**：肺気腫．
  - **横隔膜の位置上昇**：横隔膜挙上（横隔膜自体の問題，高度の無気肺，腹部臓器の影響）．

エキスパートは をみる！

発熱や咳のある患者の肺野において濁音を認めた場合，肺炎を示唆する．胸部X線上で異常所見がないかを確認する．

打診音の評価は，打診の力加減や打診板となる指のあて方によっても左右される．

■聴診
呼吸音

方法
①外部音が入らないように、聴診器のチェストピースのあて方に配慮する（皮膚にぴったりと密着させる）。
②聴診を始めるときには、いつもより大きめの呼吸をしてもらい、1か所聴診するたびに1呼吸（吸気と呼気）は聴取する。
③過呼吸にならないように、声かけで呼吸をコントロールする。
④頸部の聴診の後、図1に示した順に聴診する（前後はどちらから行ってもよい）。

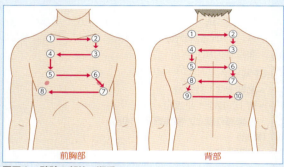

前胸部　　　背部

■図1　聴診の部位・順番

アセスメント

《正常》
- 図2に示した部位で、下記の呼吸音が聞こえる。
  - **気管支（気管）音**：気管周囲で聴診する。吸気と呼気の音の長さが1：1で聞こえ、音は大きくピッチは高い。
  - **気管支肺胞音**：胸骨付近、肩甲骨と胸椎の間で聴取する。吸気、呼気ともに同じ長さで聞こえる。音は中等音でピッチも中等度である。
  - **肺胞音**：肺野末端部で聴診する。吸気は長く、呼気は短く聞こえる。音は軟らかく、ピッチは低い。

《異常》
- **呼吸音の減弱・消失**：気胸や胸水があり胸壁と肺の間に空気や液体が介在する、慢性閉塞性肺疾患（COPD）で気道を通るガスの流れが減量する場合が考えられる。

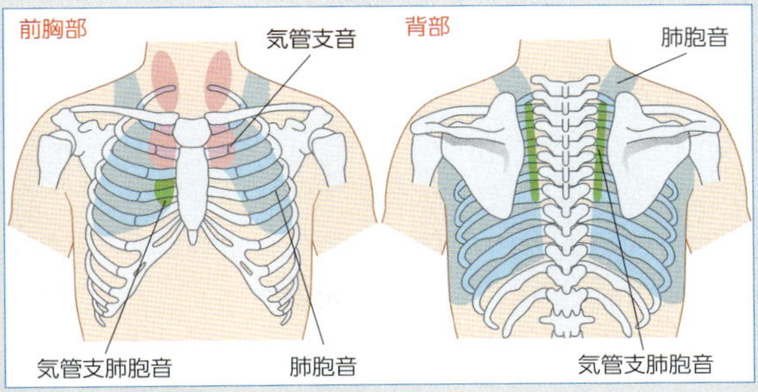

アセスメント

臨床におけるフィジカルイグザミネーション&アセスメントの実践 聴診

■図2　正常時の聴診音

- **気管支音を背部・側胸部で聴取**：正常の場合，一般的に気管支音は背部・側胸部では聴取されない．肺炎や肺水腫など，肺胞が何らかの液体で満たされるような病態の場合には，音の伝導で聴取されることがある．
- **副雑音**：
  - **ストライダー**：窒息しそうな音で，頸部でより強く確認できる．上気道通過障害を考える．
  - **高音性断続性ラ音**：小さい気道通過障害や分泌物の存在を考える．
  - **低音性断続性ラ音**：細気管支，気管支の通過障害や分泌物の存在を考える．
  - **高音性連続性ラ音**：呼気で聴取されることが多い．気道の器質的な狭窄や分泌物による狭窄を考える．
  - **低音性連続性ラ音**：太い気道での通過障害や，気道分泌物がある場合に聴取される．
  - **胸膜摩擦音**：吸気時にきしむような音がする．胸膜疾患（胸膜炎等）が考えられる．

エキスパートは をみる！

吸気終末に断続性ラ音が聞こえ出した場合には，肺胞へガスが入り出した可能性を示唆する．

舌根沈下の音が肺野全体に断続性ラ音として聞こえることがある．舌根沈下を改善して，肺野全体の聴診を行う．

2 循環

- 解剖と機能
- フィジカルイグザミネーション&アセスメントに必要な手順
- 臨床におけるフィジカルイグザミネーション&アセスメントの実践

解剖と機能

- 循環器系は,主に心臓と血管で構成され,血流を維持することにより組織細胞に酸素と栄養素を運搬している.同時に,組織や細胞で代謝された不要な物質を回収し,血液を全身に循環させるポンプとしての役割を担っている.そのため,循環器系の異常は全身症状につながりやすく,フィジカルイグザミネーション・アセスメントを行う際は,局所と全身の所見を同時に,かつ関連づけて理解しなければならない.

心臓の位置と形状

- 心臓は握りこぶし大の大きさで,両側の肺に挟まれるように縦隔内に位置し,二重の膜(心膜)に包まれている.
- 心臓の最上部(第2肋間・胸骨中線)を心基部,最下部(第5肋間・左鎖骨中線)を心尖部といい(図1),その拍動(心尖拍動)は胸部の皮膚表面から観察できる.

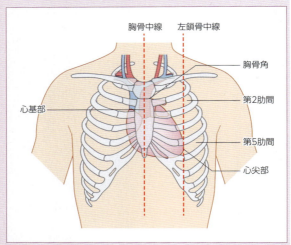

■図1 心臓の位置
第2〜5肋間に位置し,心基部は胸骨中線,心尖部は左鎖骨中線付近に位置する.

- 心臓は,右心房,右心室,左心房,左心室の4つに分かれており,体の正面から見ると,右心房と右心室は前面に,左心房と左心室は背面に位置する.
- 心臓は心筋という筋肉の塊のようなもので,特に左心室は全

身に向けて血液を拍出するため,心房や右心室の筋肉に比べ3〜5倍の厚さでできている.

胸部の血管と血流

- 全身から心臓に戻った血液は,右心房から三尖弁を通り右心室へ流れ,肺動脈弁から肺動脈を通って肺へ流れる.肺で酸素化を受けた血液は再び心臓に戻り,左心房から僧帽弁を通り左心室へ流れ,大動脈弁から大動脈を通って全身へ拍出される(図2).

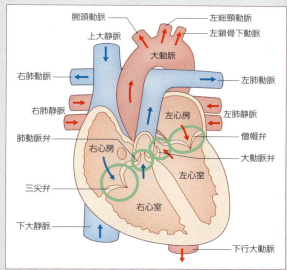

■図2 胸部の血管と血流
上下の大静脈から右心房〜右心室を経て肺動脈へ血液を拍出する.肺でガス交換された血液は再び心臓へ戻り,左心房〜左心室を経て全身へ拍出される.

- 大動脈は,心臓から上行したあと,弓のように彎曲し(大動脈弓),下行する.この大動脈弓からは,腕頭動脈,左総頸動脈,左鎖骨下動脈が分岐し,腕頭動脈はさらに,右鎖骨下動脈と右総頸動脈へと分岐する.これらの動脈により,上腕や頭頸部の血流は維持されている.

- 心臓から拍出される血液が流れる血管を動脈,心臓へ戻る血液が流れる血管を静脈とよぶため,右心室から肺へつながる血管を肺動脈,肺から左心房へつながる血管を肺静脈とよぶ

胸部の血管と血流

が，肺動脈には静脈血が，肺静脈には動脈血が流れている．
- 組織や細胞は，心臓の収縮により拍出された血液によって栄養されるが，心臓自身は拡張期に流れる冠動脈への血流により栄養されている．冠動脈は左右に分かれ，さらに左冠動脈は左前下行枝と左回旋枝に分岐し，心臓を取り囲むように位置している（図3）．また，酸素が不足した際に心筋が容易に壊死してしまわないよう側副血行路（血液循環維持のため，自然に形成される血流路）が形成されている．

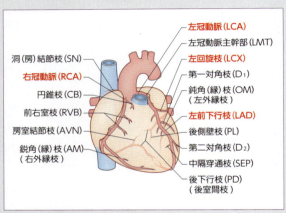

■図3　冠動脈
心臓は左右の冠動脈で栄養されているが，左冠動脈はさらに左前下行枝，左回旋枝に分岐する．冠動脈は複数に枝分かれし，心臓を包み込むように位置している．

弁の形状と機能

- 心臓には4つの弁（図2）が存在しており，血液の逆流を防いでいる．右心房と右心室の間には三尖弁があり，左心房と左心室の間には僧帽弁が存在する．この2つはともに心房と心室を隔てる弁であり，房室弁とよばれる．一方，右心室と肺動脈の間には肺動脈弁，左心室と大動脈の間には大動脈弁が存在し，この2つは動脈弁とよばれている．
- この4つの弁は，心房や心室の圧変化によって開閉を繰り返すが，基本的に房室弁，動脈弁は各々同じタイミングで開閉する．つまり，三尖弁が閉じるタイミングで僧帽弁も閉じ，大動脈弁が開くタイミングで肺動脈弁も開いている．

心臓のポンプ機能

《自動能》

- 心臓は,自動能(自ら電気的刺激を出し心臓を収縮させる)により,一定のリズムで収縮と拡張を繰り返す.いわば電気ポンプである.
- 自動能のペースメーカー機能を担うのは洞結節で,この興奮は刺激伝導系(図4)を介して心筋全体へ伝わる.
- 刺激伝導系に異常が生じ,ペースメーカー機能が洞結節から房室結節などへ移動した場合や,心筋からの異常刺激が発生した場合には,心臓のリズムや動く回数がくずれ不整脈を呈することになる.

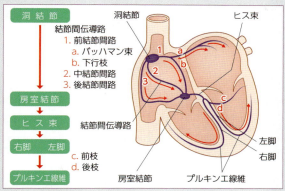

■図4 刺激伝導系

《ポンプ機能》

- 心臓のポンプ機能により,心臓から全身へ拍出される血液量を心拍出量という.心拍出量は,心拍数と1回拍出量によって決まり,さらに1回拍出量は,前負荷,心収縮力,後負荷によって規定される(図5).健常成人の安静時の心拍出量は約5L/分程度(1回拍出量は60~80mL)である.

$$\text{心拍出量} = \text{心拍数} \times \underline{\text{1回拍出量}}$$
$$\uparrow$$
$$\text{「前負荷」「心収縮力」「後負荷」}$$

■図5 心拍出量の規定因子

心拍出量は心拍数と1回拍出量によって決まり,1回拍出量は前負荷,心収縮力,後負荷によって規定される.

心臓のポンプ機能

- 心臓を「全身に血液を拍出するポンプ」と考えると，心拍出量と4つの規定因子の関係は**図6**のように捉えることができる．ポンプを押す（心臓が収縮する）力が強いほど，ポンプを押す回数が多いほど，前負荷が大きい（心臓に戻る血液量が多い）ほど，後負荷が小さい（末梢血管抵抗が少ない）

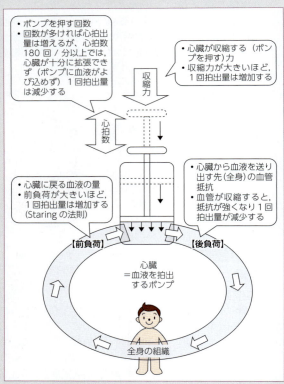

■図6 心拍出量の調節
(石井はるみ：はじめてのICU看護―カラービジュアルで見てわかる！ メディカ出版；2011．p.19．より)

心臓をポンプに例えてイメージしよう．ポンプを押す力（心臓の収縮力）が強いほど，より多くの血液を拍出することができる．当然，ポンプのなかの血液（前負荷）が多いほうが拍出量も多くなる．また，ポンプを押す力が同じ場合，末梢血管抵抗（後負荷）が小さいほうが血液は拍出しやすく，心拍出量は増加することがわかる．通常，安静時の心拍出量は5L/分であるが，運動時は25L/分まで増加する．

心臓のポンプ機能

- ほど，心拍出量が増えることになる．
- ただし，ポンプをあまり早く押すと，ポンプ内に血液を十分によび込むことができないため，心拍出量は減少する．
- また，前負荷が大きすぎて心臓に負担がかかった場合（心不全など）も心拍出量は低下する．拍出量が減少しても後負荷が増せば，血圧は維持される．
- 一方，血圧は「心拍出量×体血管抵抗」によって示すことができる．例えば，血圧が上昇した場合は心拍出量が増加したか，あるいは末梢血管抵抗が上昇したか，双方が上昇したかのいずれかである．

エキスパートはここをみる！

血圧が上昇した場合

血圧が上昇したからといって，心拍出量が増加したとは限らない．末梢血管の収縮により血管抵抗が上昇し，血圧が上昇した場合は，心拍出量が逆に低下していることもある．心臓の機能を評価する際は，血圧の数値や変化だけでなく，前負荷として「頸静脈の怒張や静脈への血液のうっ滞（うっ血肝，浮腫）」を，後負荷として「末梢冷感やチアノーゼ」を評価する．

心音と心雑音

- 心音とは，血流の乱れにより心臓の壁や血管が振動して発生する音であり，正常であれば弁が閉鎖する際に聴取される．そのため，心音がよく聞こえる位置は弁のある場所ではなく，弁の閉鎖によって生じる血流が胸壁に最も近づく場所となる（図7）．房室弁と動脈弁は各々同じタイミングで開閉するため，心音が聴取できるタイミングも同じである．どちらの弁の開閉音であるかは，聴診の場所と音の大きさによって聞き分けることができる．
- 全身（あるいは肺）から血液が心房に流入し，心房の圧が上昇すると，房室弁（三尖弁，僧帽弁）が開き心房の血液が心室へ流入する．このときに心房は収縮し，心室へ血液を充満させる．心室の圧が心房の圧よりも高くなると，房室弁が閉鎖し，心音（Ⅰ音）を生じる．さらに，心室が強く収縮し心室の圧が上昇すると，動脈弁（肺動脈弁，大動脈弁）が開き血液を肺（あるいは全身）へ拍出する．収縮した心室が弛緩し，心室内圧が動脈内圧よりも低くなると，動脈弁が閉鎖し

心音と心雑音

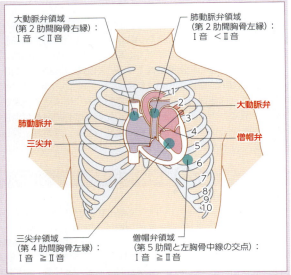

■図7 弁の位置と心音の聴診部位
心音は，弁の位置で聴取するよりも，血液が弁を通過し，最も胸壁に近づいた位置（●の部位）で聴取すると聞き取りやすい．

心音（Ⅱ音）を生じる（図8）．
- Ⅰ音もⅡ音も通常は同時に聴取されるが，Ⅱ音は正常であっても吸気時にわずかにずれて聞こえることがある（生理的分裂）．これは，吸気時に大静脈から右心房に流れる血液量が増加する（胸腔内がより陰圧となり，静脈からの血液が心内へ流入しやすくなる）ため，右心室が拍出する血液量が多くなり，結果的に肺動脈弁の閉鎖が遅れるためである．

《心雑音》
- 心雑音とは，心音と心音の間に聴取される音のことで，弁の狭窄や逆流などの弁の異常や，心不全などがある場合に聴取される．

心音と心雑音

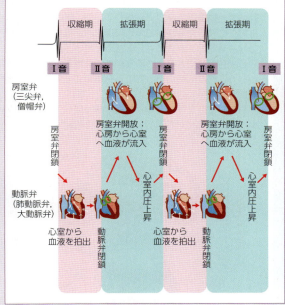

■図8 心収縮（および弛緩）と弁の開閉
心音は，弁が閉鎖するときに聴取される音で，房室弁が閉鎖するときの音をⅠ音，動脈弁が閉鎖するときの音をⅡ音という．

体循環と肺循環

- 心臓から拍出される血液の循環を図9に示す．血液循環は，肺循環と体循環の2つに分かれている．肺循環とは右心室から拍出された血液が肺でガス交換され，再び心臓に戻って来る血液循環のことであり，小循環ともいう．体循環は左心室から全身に拍出された血液が組織で酸素を消費され，静脈血となって再び心臓に戻ってくる循環のことであり，大循環ともいう．

- 心房と心室は交互に収縮と弛緩を繰り返しており，左右の心房と心室はそれぞれ同じタイミングで収縮，弛緩する．

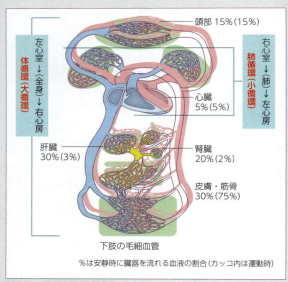

%は安静時に臓器を流れる血液の割合（カッコ内は運動時）

■図9　肺循環と体循環
肺循環とは，右心室から肺を経て左心房までの血液循環を示す．体循環とは，左心室から体の臓器を経て右心房までの血液循環を示す．赤は動脈血，青は静脈血を示しているが，肺循環では静脈血が酸素化され動脈血となり，体循環では動脈血の酸素が全身で消費され静脈血となる．

頸動脈と頸静脈

- 総頸動脈は第4頸椎の高さで外頸動脈と内頸動脈に分岐する（**図10**）．この分岐部には血圧を監視する圧受容体が存在する．外頸動脈は，舌や顎，頭部の表面を栄養しており，内頸動脈はウィルス動脈輪につながり，脳や脊髄を栄養している．
- 頸動脈は胸鎖乳突筋の下に沿うように走っており，収縮期に拍動を触知することができる．右頸動脈は腕頭動脈から分岐するが，左頸動脈は大動脈弓から直接分岐しているため，左右の頸動脈の拍動を比べると，左頸動脈の拍動を強めに感じることがある．
- 頸静脈は脳から心臓へ戻る血液が流れているが，右心房に近いため心臓のポンプ機能を反映している．

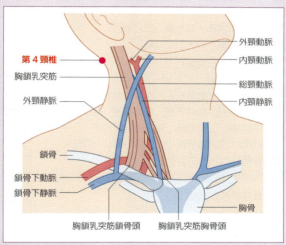

■図10 頸部の解剖
総頸動脈は，胸鎖乳突筋の下に沿うように上行し，第4頸椎の高さで外頸動脈と内頸動脈に分岐している．視診で走行を確認できるのは，胸鎖乳突筋の外側を走る外頸静脈である．

■フィジカルイグザミネーション&アセスメントに必要な手順
手順

- 緊急度を把握するため，頭頸部を含めた末梢を観察した後，胸部を観察する．

視診
《頭頸部および四肢》
- 外観（体位，顔貌）．
- チアノーゼ：有無と出現のタイミング，出現範囲（口唇や舌，四肢）．
- 毛細血管再充満時間（CRT：capillary refilling time）．
- 頸静脈の怒張．
- 中心静脈圧の推定．

《胸部》
- 胸郭の変形・左右差（p.15参照）．
- 心尖拍動（心尖部の拍動）．

触診
《頭頸部および四肢》
- 冷汗の有無．
- 脈拍：触知の有無と左右差（頸動脈，鎖骨下動脈，腋窩動脈，上腕動脈，橈骨動脈，尺骨動脈，腹部大動脈，大腿動脈，膝窩動脈，足背動脈，後脛骨動脈）．
- 浮腫：有無と程度（上眼瞼や眼球，四肢）．

《胸部》
- 心尖拍動．

聴診
《頭頸部および四肢》
- 血圧．
- 頸動脈の血流音：左右差など．

《胸部》
- 心音（Ⅰ音，Ⅱ音）と心雑音．

打診
《胸部》
- 心臓の大きさを推定：心境界を同定し，あるいは肝臓の境界を同定し（p.141参照），心臓の大きさを推定．

フィジカルイグザミネーション&アセスメントに必要な手順

■フィジカルイグザミネーション&アセスメントに必要な手順
手順のアルゴリズム

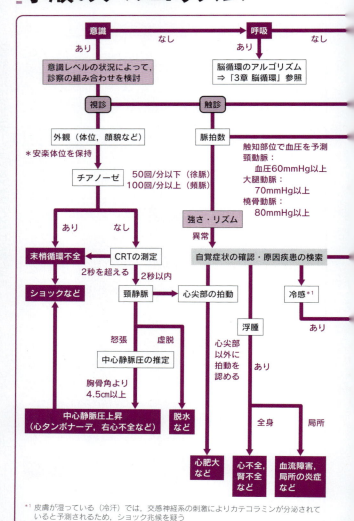

*[1] 皮膚が湿っている(冷汗)では,交感神経系の刺激によりカテコラミンが分泌されていると予測されるため,ショック兆候を疑う

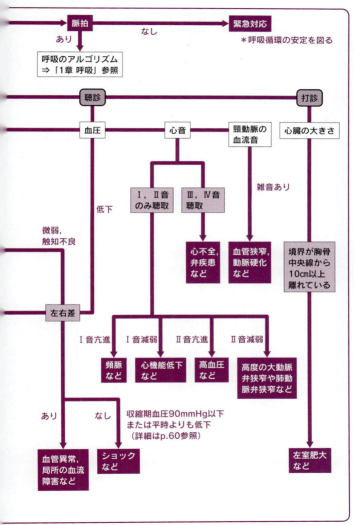

■視診
外観（体位，顔貌）

方法
- 自然に患者がとる体位や動き，表情を観察する．
- 臥位，座位など，指示した体位を容易にとることができるかを観察する．

アセスメント

●体位・体動
《正常》
- 同一体位を維持できる．
- 指示した体位（臥位，座位など）がとれる．

《異常》
- 心不全患者は，重症度が増すにつれ座位を好むようになる．
- 胸痛や背部痛などがある患者では，痛みのある部位を押さえて，じっとしていることが多いが，心筋梗塞患者は，動き回り安楽な体位を探すことが多い．
- 心膜炎患者は，前かがみになることが多い．

●顔貌
《異常》
- **僧帽弁狭窄症**：毛細血管が拡張するため頬が紅潮してみえる．
- **粘液水腫**：眼瞼周囲がむくんだ無表情な顔貌を呈し，まつ毛の脱落や巨舌などを認める．

エキスパートは をみる！

くも状指趾（arachnodactyly）

くも状指趾は，手足の指が細く長い状態を示す．親指を中にして握りこぶしをつくると，親指が握りこぶしから飛び出す（母指徴候：thumb sign），片手で対側の手首を握ると親指と小指が重なる（手首徴候：wrist sign）などの所見を高い確率で認める．

くも状指趾は，マルファン症候群（Marfan syndrome）に特徴的な所見で，患者の多くは，漏斗胸，鳩胸，胸郭変形を認める（p.15参照）．マルファン症候群を疑う場合は，関節過伸展などの筋・骨格系の異常，水晶体亜脱臼や網膜剥離などの目の異常，大動脈弁閉鎖不全や解離性大動脈瘤などの心・血管系の異常の3徴候と，遺伝の有無を確認する．特に，心・血管系の異常は生命に直結するため，胸痛や心不全などの所見を認める場合は緊急度が高い．

■視診
チアノーゼ

方法
- 指先（爪）や唇の色，口腔内・舌の色を順に観察する．
- チアノーゼを呈している部位，範囲，出現の時期やタイミングなどを確認する．

アセスメント

《正常》
- 薄いピンク～肌色．

《異常》
- **紫～暗赤色**：血液中の酸素飽和度（酸素とヘモグロビンが結合している割合）が低下（還元ヘモグロビンが増加）すると，血液が暗赤色になり皮膚や粘膜は紫色（チアノーゼ）を呈する．
- **中心性チアノーゼ（central cyanosis）**：心内や肺内の右→左シャントなどで認める．全身に出現し，循環のよい結膜や口腔内粘膜でも認める．還元ヘモグロビンが5g/dL以上であることを示す．
- **末梢性チアノーゼ（peripheral cyanosis）**：末梢循環不全など，末梢の循環が減少して起こる（図1）．心不全や末梢血管疾患で認める．通常，四肢，爪，鼻先など外気にさらされた部分に出現する．

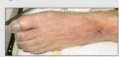

■**図1　末梢循環不全によるチアノーゼ**
心不全により末梢循環が低下し，末梢性チアノーゼを呈している．

落とし穴　チアノーゼは，血液中の還元ヘモグロビンの割合ではなく，5g/dL（絶対値）を超えた場合に出現する．例えば，ヘモグロビン15g/dLの患者では，約33％が還元ヘモグロビンになればチアノーゼを認めるが，10g/dLの患者では，50％が還元ヘモグロビンになるまでチアノーゼは出現しない．つまり，貧血の患者は，末梢が白色傾向を示すことはあっても，チアノーゼを認めることはほとんどないことになる．

■視診
毛細血管再充満時間（CRT）

方法
① 爪などを5秒程度（少なくとも3秒以上）圧迫する（図1）．
② 圧迫を解除したあと，圧迫により白くなった爪の色が元に戻る（再充満する）までの時間を測定する．

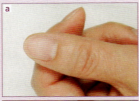
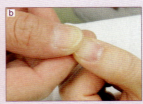
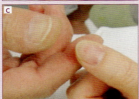

■図1　CRT測定方法
a：圧迫前の爪の色を確認．b：5秒程度（少なくとも3秒以上）爪を圧迫．c：圧迫を解除し，赤味が戻るまでの時間を確認．

アセスメント

《正常》
- 圧迫解除後,圧迫で白くなった爪の色が元に戻るまでの時間は2秒以内.

《異常》
- 圧迫解除後,圧迫で白くなった爪の色が正常に戻るまでの時間は2秒を超える[1].
- 遅延する場合は,末梢循環不全やショック状態を疑う.
- ただしCRTは,年齢,温度,明るさ,部位,圧迫時間などにより影響を受ける.例えば,新生児は3秒,小児は2秒,高齢者では4.5秒になり,環境温度1℃の変化で0.21秒延長するといわれている[2].
- WHOでは,圧迫部位は第1指(または第1趾)の爪が推奨されている.

文献
1) 日本救急医学会専門医認定委員会編:救急診療指針.へるす出版;2010. p.99.
2) Pickard A, et al.: Capillary refill time: is it still a useful clinical sign? Anesth Analg 2011;113(1):121.

■視診
頸静脈の怒張と波動

方法
① 患者を仰臥位にする.
② 患者の右側から観察する（血管の走行上,右頸静脈のほうが右心の状態を反映しやすく確認しやすい）.
③ 頸部の筋肉を弛緩させるため,顔を軽く（30°程度）左に向ける.
④ 胸鎖乳突筋起始部周辺にライトをあて,外頸静脈の輪郭を確認する.
⑤ 外頸静脈を辿って内側にある内頸静脈の波動を確認する（**図1**）.
⑥ 上体を45°挙上し,外頸静脈の怒張の有無を確認する.

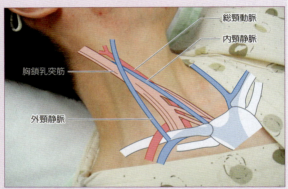

■図1　頸静脈と胸鎖乳突筋の走行
内頸静脈は胸鎖乳突筋に隠れているため,外頸静脈を確認したあとに,その内側を観察するとわかりやすい.

アセスメント

《正常》
- 仰臥位において外頸静脈の怒張と内頸静脈の波動を認める.
- 45°挙上において外頸静脈の輪郭は確認できるが, 怒張は認めない. ただし, やせた患者では怒張を認めることがある.

《異常》
- **頸静脈の怒張**：中心静脈圧が上昇していると考え, 心タンポナーデ, 緊張性気胸, 巨大な肺塞栓などを疑う. これらは, しばしば心肺停止を引き起こすため, 非常に緊急度が高い.
- **頸静脈の虚脱, 外頸静脈の輪郭が確認できない**：中心静脈圧が低下していると考え, 脱水などの循環血液量減少を疑う.
- **吸気時の静脈圧が低下, 上昇しない**：「クスマウル徴候」といい, うっ血性心不全などの心臓容量負荷や心タンポナーデなどの右室の拡張障害を疑う.

エキスパートは をみる！

頸静脈の確認

ショックを呈した患者において, その原因を判定する際に役立つ. 頸静脈が虚脱していれば, 循環血液量減少性などの低容量によるショックを疑い, 怒張している場合には心タンポナーデや緊張性気胸などによる閉塞性ショックを疑う.

頸静脈の観察では, 患者の体格を考慮して評価する. 例えば, 痩せた患者では45°上体を挙上した状態でも頸静脈の怒張を認めることがある. また, 肥満の患者では仰臥位でも頸静脈の観察が困難なことがある.

視診
中心静脈圧の推定

方法
① 患者を仰臥位にする．
② 患者の右側に立つ（右頸静脈のほうが右心の血行動態を反映しやすいため）．
③ 上体を45°挙上する．
④ 胸骨角（Louis角）を確認する．
⑤ 外頸静脈を確認し，内頸静脈の波動を探す（p.46参照．波動点は，臥位が最も高く，上体を起こすに従って低くなる）．内頸静脈の波動が確認できる位置を最高点とする（内頸静脈は右心房に直結しており，静脈弁を挟まないため）．
⑥ 胸骨角から最高点までの高さを測定する（**図1**）．中心静脈圧は「5cm（基準値：右心房から胸骨角までの高さ）＋胸骨角から最高点までの高さ」で示される．

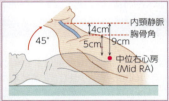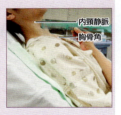

■図1　中心静脈圧の推定方法
右心房から胸骨角までの高さは，上体の挙上角度にかかわらず約4～5cmであるため，基準値を約5cmと考え，胸骨角から最高点までの高さを加えた値を静脈圧と捉える．上図では5cm（基準値）＋4cm（胸骨角から最高点の高さ）＝9cm（中心静脈圧）となる．

アセスメント

《正常》
- 静脈圧は吸気時に3mmHg低下（呼気時に3mmHg上昇）する．
- 胸骨角より最高点まで4.5cm未満．

《異常》
- 胸骨角から最高点まで4.5cm以上．
  - **右心不全**：右心房内圧が高いと推定される．
  - **胸腔内圧の上昇**：この場合にも中心静脈圧は上昇する．

右心不全などの容量負荷：肝頸静脈逆流（hepatojugular reflux）でも診断することができる．これは，右上腹部の圧迫による中心静脈圧の上昇を確認するもので，圧迫時に頸静脈が1cm以上上昇し，圧迫解除後に4cm以上低下すれば陽性と判断される．

■視診
心尖拍動（心尖部の拍動）

方法
①患者を仰臥位にする．
②ペンライトを用いて拍動部位や胸部表面を確認する．

アセスメント

《正常》
- 仰臥位での心尖拍動は視診では確認できないことが多い．その際は触診を行う（p.58参照）．

《異常》
- **肥満患者で，仰臥位のとき心尖拍動を観察**：心肥大を疑う．この場合，拍動が大きく，鎖骨中線より外側に偏位していることがある．
- **強い心尖拍動を心尖部以外に認める**：心肥大や肺動脈の拡張，大動脈瘤などを疑う．

落とし穴 　痩せた患者の場合，胸壁が薄いため，拍動が観察できることがある．

■触診
冷汗の有無

方法
① 両手背を患者の手足の先（末端部分）にあてる．
② 末梢から中枢に向かって触知し，末梢と中枢の温度差や湿ってる範囲を確認する（**図1**）．
- 温点は手背も手掌も同じように存在するが，冷点は手背のほうが多いため感度がよい．冷感を判断する場合は，手背で行う．
- ただし，ショックを呈した患者など，冷感が強い場合には手掌でも確認できる．

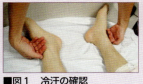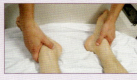

■図1　冷汗の確認
両側同時に，末梢から中枢へと温度の変化，左右差を確認する．

アセスメント

《正常》
- 中枢，末梢，左右などに温度差がない．

《異常》
- **末梢が冷たく湿っている**
  - 交感神経系刺激により内的カテコラミンが分泌されている（生命を維持しようとする生体反応）サインであり，緊急度が高いことを示している．
  - 末梢の冷汗を認めた場合にはショック徴候を疑う．ショックの場合には，末梢温と中枢温の差が開大することもある．ただし，敗血症性のウォームショックなど，末梢冷汗を伴わないショックもあるため注意する．
- **左右差がある**：冷感を伴う側の血流不良を疑う．動脈性循環不全の場合には運動時に出現し，休息によって軽快する．

■触診
脈拍

方法

- 触知したい血管上に第2～5指のうち3本を置く．体表から触れることができる血管の位置（図1）と触知の実際を**表1**に示す．

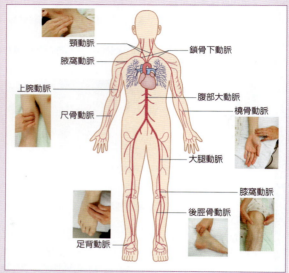

■図1 体表から触知可能な動脈

脈拍の触知部位から血圧を推定する場合，おおむね頸動脈では60mmHg，大腿の動脈では70mmHg以上，橈骨動脈では80mmHg以上になると考えられる．

- 血圧が低い場合は，強く圧迫すると脈拍を感知しにくいため注意する．
- 片側を確認したあと，両側を触知し，左右差を確認する（図2）．
- 末梢循環不全や末梢血管異常により，脈拍が触知しにくいときは，超音波ドップラー（図3）などを用いて観察する．

方法

■表1　主な体表から触知可能な動脈と評価

頸動脈	頸動脈は胸鎖乳突筋の下を走るため、胸鎖乳突筋の下に指先を潜り込ませるように触知する．ショックなど急変を疑う場合は，頸動脈，大腿動脈，橈骨動脈と順に触知し，血圧を推測する
橈骨動脈	触知の際に，末梢冷感や湿潤を合わせて評価する
上腕動脈	乳児では頸動脈触知が難しいことが多く，緊急時には上腕動脈を触知する．成人でも，橈骨動脈が触知しにくいときに上腕動脈を触知することがある
膝窩動脈	膝窩に手の先を深く潜り込ませるように触知する．膝を軽く曲げた状態で触知したほうがわかりやすい．深い位置にあるため，正常でも触れない患者もいる
足背動脈	第1趾と第2趾の間に指先を置き，少しずつずらしながら触知する
後脛骨動脈	内くるぶしのアキレス腱側に指先を置き，すこし強めに触れる

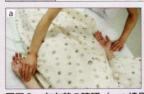 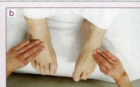

■図2　左右差の確認（a：橈骨動脈，b：足背動脈）
片側の動脈触知を確認したら，両側同時に触知し左右差の有無を確認する．

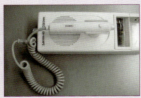 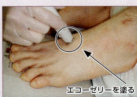

エコーゼリーを塗る

■図3　超音波ドップラーを使用した脈拍の確認
①測定部位にジェル（エコーゼリー）を塗る．
②第1～2趾の間（通常，脈拍が触知できる場所）に超音波ドップラーのプローブをあてる．
③ゆっくりとプローブの位置を変えながら脈を探す．
④脈拍が確認できた場所をマーキングする．

落とし穴　頸動脈触知の際，圧迫が強いと，迷走神経反射（徐脈，めまい，意識消失）をまねくことがあるため，体位は仰臥位または座位で触診する．また，左右片方ずつ触知し，同時に両方の頸動脈を圧迫してはいけない．

臨床におけるフィジカルイグザミネーション&アセスメントの実践　触診

アセスメント

《正常》
- **図1**に示した部位は体表面からの触知が可能である．脈拍が触知できる位置までは，血流が届いていると判断できる．
- **リズムと速さ**：リズム（間隔）は規則的で欠損がなく，速さ（脈の触知する間隔）は60〜100回/分である．
- **強さ**：頸動脈は，正常でも右側よりも左側を強く感じることがある（解剖学的に右が腕頭動脈から分岐するのに対し，左は大動脈弓から直接分岐しているため）．
- **緊張**：適度な弾力性と緊張がある．
- **左右差**：左右差は認めない．

《異常》
- **脈拍が微弱もしくは触知不可能**：血圧もしくは血流の減少・途絶を疑う（**表2**）．
- **リズムと速さ**：脈拍≧100回/分を頻脈，脈拍≦50回/分を徐脈と診断する．頻脈・徐脈で症状を伴う場合は緊急度が高いと考える．リズムが不規則な場合は不整脈を疑う．
- **強さ**：強い脈と弱い脈が交互に認められる交互脈は，重症左心不全などを疑う．
- **左右差**：心拍出量など全身性の問題がある場合は，脈拍は左右対称に変化する．血管の異常や血栓・塞栓などによる局所の血流の異常がある場合は，左右差を認める．

エキスパートは ここ をみる！

脈拍が触れる位置により，血圧を予測できる．これは，急変に直面した場合に，緊急度を判断するうえで重要である．例えば，頸動脈で脈拍が触知できれば血圧60mmHg以上，大腿動脈は70mmHg以上，橈骨動脈は80mmHg以上と判断できる．患者の意識がない場合など，緊急時には頸静脈から触知する．

■表2 脈拍異常の分類

種類	特徴		原因疾患
徐脈	50回/分以下	洞徐脈	スポーツ心臓, 脳圧亢進, 薬物の影響
		完全房室ブロック	心筋梗塞, 心筋症
頻脈	100回/分以上	洞性頻脈	循環血液量減少, 心不全, 貧血, 呼吸不全
		発作性心房性頻拍	循環血液量減少, WPW症候群 (Wolf-Parkinson-White Syndrome, kent束と呼ばれる副伝導路をもつ疾患)
		心室性頻拍	心筋虚血, 電解質異常
結滞	脈拍が脱落 (触れない)		期外収縮, Ⅱ度房室ブロック
遅脈	●脈の立ち上がりが遅い, 脈圧が小さい (小脈) ●頸動脈で観察する		大動脈弁狭窄
速脈	●脈の立ち上がりが速い, 脈圧が大きい (大脈) ●頸動脈で観察する		大動脈弁閉鎖不全
二峰性脈	●収縮期に2つのピークがある ●頸動脈で観察する		閉塞性肥大型心筋症, 大動脈弁狭窄と大動脈弁閉鎖不全の合併, 1回拍出量の増加
重複脈 (複脈)	収縮期の脈に誇張され, 拡張期の脈は触れる容量が少ない (駆出期の短い脈)		心タンポナーデ, 重症心不全, 低容量性ショック
交互脈	●脈拍は規則的だが, 脈のピークは交互に強弱があり, 通常収縮期では20mmHg以上の差がある ●橈骨動脈や大腿動脈で観察する		左心機能低下
二段脈	大小の脈が交互に現れる		1:1洞調律と期外収縮
奇脈	吸気時の収縮期血圧が10mmHg以上低下		心タンポナーデ, 収縮性心外膜炎低容量性ショック, 重症肺塞栓

■触診
浮腫(上眼瞼,四肢)

方法
①観察部位の皮膚(下肢や手背などの末梢部分や,体幹背側など重力のかかった場所)を指腹で5秒以上圧迫する.
②圧迫解除後の圧痕の有無と程度(深さ,**表1**)を確認する(**図1,2**).陰部は圧痕を確かめることはできないが,女性であれば外陰唇の大きさと皮膚の薄さ,男性であれば陰嚢の大きさで確認する.

■表1 浮腫の程度

程度	陥没の深さ
+1	2mm(陥没部分が容易に戻る)
+2	4mm
+3	6mm
+4	8mm

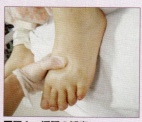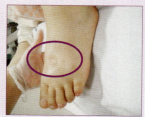

■図1 浮腫の観察
5秒以上圧迫し,圧迫解除後の圧痕の有無と程度を観察する.

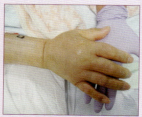

■図2 圧痕がつきにくい浮腫
みずみずしく,圧迫しても陥没しにくい.

アセスメント

《正常》
- 浮腫を認めない，あるいは＋1（正常でも認めることがある）．

《異常》
- **＋2以上の浮腫**：浮腫の程度が上がるほど，皮下組織への著明な水分貯留量が多く，重症度が高いと判断する．
- **浮腫の原因**：おおむね以下の4つで説明がつく．
  - **血管透過性の亢進**：侵襲反応など．
  - **毛細血管圧の上昇**：腎機能や心機能低下に伴う静脈圧の上昇など．
  - **血漿膠質浸透圧の低下**：肝機能の低下や栄養不足などによる，血中アルブミン濃度の低下．
  - **リンパ管のドレナージ異常**．
- 全身性浮腫，局所（限局）性浮腫（表2）．
  - **全身性浮腫**：重力のかかった方向に両側性で出現する．
  - **局所（限局）性浮腫**：片側だけの浮腫や左右差を認めた場合は，深部静脈血栓症やリンパ管のドレナージ異常など局所の異常を疑う．
- **顔面浮腫**：成人では静脈圧の上昇が原因となることが多く，収縮性心膜炎や三尖弁閉鎖不全など重症である場合が多い．
- 眼瞼（まぶた），手背，陰嚢などは組織圧が低いため浮腫が出現しやすい．

■表2 浮腫の鑑別

浮腫の種類	特徴	主な原因
局所（限局）性浮腫	・障害されている部位に限局して浮腫を認める ・左右差が著明	・リンパ管の閉塞 ・静脈の閉塞，うっ血（血流障害） ・局所の炎症
全身性浮腫	・重力がかかる部位で著明に認める ・左右差は認めない（両側で同時に重力がかかる体位の場合） ・立位・座位では，下腿や足背に出現し，臥位では背部や陰部などに現れやすい	・心不全 ・腎不全 ・低栄養 ・肝不全（低アルブミン血症）

落とし穴　手背などに現れる極度の浮腫の場合，皮下組織に多量に水分が貯留し圧痕がつきにくいことがある（図2）．

■触診
心尖拍動（心尖部の拍動）

方法
① 左側臥位にする（仰臥位では，重力によって心臓が背部に移動してわかりにくいため）．呼吸困難を呈している場合は，側臥位ではなく座位（または前傾座位）で観察する．
② 第2～4指の指先を心尖部（第5肋間，僧帽弁領域，p.34参照）にあてて，拍動や表面の隆起，振動などを観察する（**図1**）．
- 手掌で触診する場合もある（手掌は，温度に対する感度は低いが，触覚に対する感度は高いため）．
- 拍動がわかりにくい場合は，患者に息を止めてもらう．

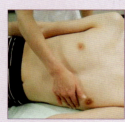

■図1　左側臥位での触知
通常の心尖拍動は直径1～2.5cmの範囲である．

アセスメント

《正常》
- **触知の位置**：第5肋間鎖骨中線付近で，心尖拍動が触れる（座位であれば正中線から左10cm以内）．
- **触知範囲**：2.5cm以内．

《異常》
- **触知の位置**：正常な部位以外での心尖拍動の触知．強い心尖拍動を心尖部以外で認めた場合は，心肥大や肺動脈の拡張，大動脈瘤などを疑う．
- **触知範囲**：2.5cmを超える．
- **心尖部の陥没**：心膜疾患を疑う．収縮性心膜炎では収縮期に心尖部が陥没する．
- **心肥大の患者**：触知部位が大きく左に偏位していることがあり，側胸部でも拍動を触知することがある．また，弁疾患などにより高度の心雑音がある患者では，触診でも振動を触知できる．
- **触診できない**：心嚢液貯留や拡張型心筋症などがあると，心尖拍動が触診できない場合がある．その際は，心臓の大きさを把握するうえで打診が有用となる（p.67参照）．

■聴診
血圧

方法
- 測定部位を決定する（四肢の脈拍が触知できる部位であれば，どこでも血圧の測定は可能である）．
- 平らな場所に血圧計を置く（血圧計を置く位置は，測定値に影響しない）．
- 測定部位に合ったマンシェットを選択する（マンシェットのサイズ〔幅〕が不適切な場合，血圧を正しく測定できない．マンシェットのサイズが狭い場合，血圧は高めに測定される）．
- マンシェットのゴム嚢の中央を動脈の位置に合わせて巻く（指が1〜2本入る程度のきつさ）．
- 測定部位を心臓の高さに合わせて，測定する．

アセスメント

《正常》
- 収縮期血圧101〜139mmHg，拡張期血圧61〜89mmHg.
- 血圧を測定する際は，測定値だけでなく平時の血圧と比較することが重要である．

《異常》
- **収縮期血圧140mmHg以上，拡張期血圧90mmHg以上**：高血圧を疑う．
- **収縮期血圧100mmHg以下，拡張期血圧60mmHg以下**：低血圧を疑う．
- **平時の血圧より20％以上の変化**：注意深く患者を観察する．
- **血圧が測定できない，あるいはショックレベル**：緊急度が高い．
- **ショックの診断基準**：一定の指標はないが，日本救急医学会は診断指標の一つとして**表1**に示すような診断基準を示している．このなかで「血圧低下」は，収縮期血圧90mmHg以下，あるいは平時の収縮期血圧150mmHg以上の患者では平時より60mmHg以上の低下，平時の収縮期血圧110mmHg以下の患者では平時より20mmHg以上の低下が基準とされており，緊急度を示す目安となる．
- **血圧の左右差（10mmHg以上）**：動脈の血流障害（解離性大動脈瘤，動脈血栓症，大動脈炎症候群など）などの重篤な

アセスメント

疾患を示している場合がある.
- **脈圧の狭小化**：心拍出量の低下などを疑う．逆に脈圧が著しく大きい場合は，大動脈弁閉鎖不全や甲状腺機能亢進症などを疑う．
- **起立性低血圧（起立後3分以内に収縮期血圧20mmHg以上，拡張期血圧10mmHg以上の低下）など，体位による血圧の変化**：交感神経系の緊張の低下や，循環血液量の減少などが疑われる．

■表1　ショックの診断基準

大項目： 血圧低下	●収縮期血圧90mmHg以下 ●平時の収縮期血圧が150mmHg以上の場合：平時より60mmHg以上の血圧下降 ●平時の収縮期血圧が110mmHg以下の場合：平時より20mmHg以上の血圧下降
小項目	●心拍数100回／分以上 ●微弱な脈拍 ●爪床毛細血管refilling遅延（圧迫解除後2秒以上） ●意識障害（JCS2桁以上またはGCS10点以下），または不穏・興奮状態 ●乏尿・無尿（0.5mL/kg/時以下） ●皮膚蒼白と冷汗，または39℃以上の発熱（感染性ショックの場合）

血圧低下＋小項目3項目以上をショックとする．
（日本救急医学会監：救急診療指針．改訂第4版．へるす出版；2011．p.74．）

聴診
頸動脈の血流音

方法
① 体位を整え，頸部を露出する（体位の影響は受けないため，どのような体位でも聴取可能）．
② 聴診器（ベル面，膜面のどちらでも可）を，外頸動脈と内頸動脈の分岐部（第4頸椎：下顎角の2cmほど下の位置）にあてる（図1）．
③ ②の下方に聴診器をあて，血管雑音の有無を観察する．
④ 反対側の頸動脈に聴診器をあて，左右両側を確認する．
⑤ 呼吸音で聴取しにくい場合は，患者に息を止めてもらう．

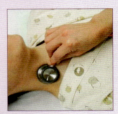

■図1　頸動脈の聴診位置
外頸動脈と内頸動脈の分岐部（第4頸椎：下顎角の2cmほど下の位置）は，最も狭窄が起こりやすい位置であるため，最初に聴診する．

アセスメント

《正常》
頸動脈は動脈硬化が進行しやすい部位でもあり，全身の動脈硬化と，特に大動脈の異常を反映する．正常であれば，Ⅰ音とⅡ音（p.33参照）のみが聴取できる．

《異常》
- **拍動音に混じった低調の血管雑音（フュイ，ビュイなど風が吹くような音）**：血管の狭窄を疑う．
- **立ち上がりのゆっくりとした遅脈**：大動脈弁狭窄などを疑う．さらに重症度が高くなると，脈拍が弱く収縮期のピークも遅れる．
- **立ち上がりの速い脈拍**：大動脈弁閉鎖不全などを疑う．

■聴診
心音

方法
- ①大動脈弁領域，②肺動脈弁領域，③エルプ領域，④三尖弁領域，⑤僧帽弁領域の順に聴取する．①～④では聴診器のチェストピースは膜面を用い，⑤僧帽弁領域では膜面に続いてベル面でも聴取する（図1）．
- 聴診器のチェストピース部分は，一般的に膜面とベル面の2種類がある．膜面は高音の聴取に向き，ベル面は低音の聴取に向いている．Ⅰ音（房室弁が閉じる音），Ⅱ音（動脈弁が閉じる音）は高周波音のため，膜面を用いる．Ⅲ音，Ⅳ音などの異常心音は低音のため，ベル面のほうが聴取しやすい（p.65参照）．

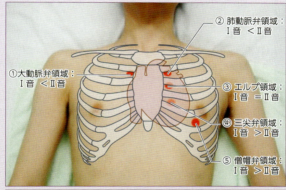

聴取位置		用いる聴診器の面	聴取できるⅠ音とⅡ音
①大動脈弁領域	第2肋間胸骨右縁	膜面	Ⅰ音＜Ⅱ音
②肺動脈弁領域	第2肋間胸骨左縁	膜面	Ⅰ音＜Ⅱ音
③エルプ領域	第3肋間胸骨左縁	膜面	Ⅰ音＝Ⅱ音*
④三尖弁領域	第4肋間胸骨左縁	膜面	Ⅰ音＞Ⅱ音
⑤僧帽弁領域	第5肋間鎖骨中線上	膜面	Ⅰ音＞Ⅱ音
	第5肋間鎖骨中線上	ベル面	（Ⅲ音・Ⅳ音）

*エルプ領域では，4つの弁の音が最もバランスよく聞こえるといわれており，Ⅰ音とⅡ音がほぼ同じ強さで聴取できる．

■図1　聴取位置

方法

- 聴取の際は「Ⅰ音とⅡ音の強さ（識別）」「Ⅲ音，Ⅳ音などの異常心音」「収縮期雑音」「拡張期雑音」を確認する．
  - Ⅰ音とⅡ音が識別しにくいときは，頸動脈の聴診（p.62参照）と同時に触診（p.52参照）し，拍動と心音のタイミングを確認する．このとき，拍動の直前に聴取される音がⅠ音である（末梢動脈の触診では拍動が遅れるため識別が難しい）．
  - Ⅲ音，Ⅳ音は心尖部で最もよく聴取される．
  - 心雑音の聴取は，呼吸を止めてもらうと判別しやすい．心雑音を聴取した際は「タイミング」「音調（低・中・高）」「呼吸や体位による変化」を確認し，「雑音が最も大きく聴取できる点」を特定する．

アセスメント

- **Ⅰ音**
- Ⅰ音は，僧帽弁および三尖弁の閉鎖によって生じる音である．

《正常》
- Ⅰ音は，心臓の収縮初期に1つの音として同時に聴取される．

《異常》
- **Ⅰ音が分かれて聴取（分裂）**：右脚ブロック（三尖弁の閉鎖が遅れるため）などが考えられる．
- **Ⅰ音の亢進**：軽度僧帽弁狭窄症，頻脈などが考えられる．
- **Ⅰ音の減弱**：心機能低下や僧帽弁逆流症（弁尖が完全に閉じないため）などが考えられる．

- **Ⅱ音**
- Ⅱ音は，呼吸周期によって聞こえ方が異なる．Ⅱ音のうち，大動脈に由来する音をⅡ$_A$（またはA$_2$），肺動脈に由来する音をⅡ$_P$（またはP$_2$）という．

《正常》
- 通常はⅡ$_A$とⅡ$_P$は1つの音として同時に聴診される．
- ただし，正常であっても吸気時にはⅡ$_A$のあとにⅡ$_P$を聴取することがある（生理的分裂）．

《異常》
- **Ⅱ音の亢進**：高血圧などが考えられる．
- **Ⅱ音の減弱**：高度の大動脈弁狭窄，高度の肺動脈弁狭窄などが考えられる．
- **Ⅱ$_A$とⅡ$_P$の間隔が大きい**：右脚ブロックや肺動脈弁狭窄がある患者にみられることが多い．

- **奇異性分裂**：呼気時にⅡ_AとⅡ_Pの分裂が起こり，吸気時に分裂が消える．左脚ブロック，高度の大動脈弁狭窄などが考えられる．

● **Ⅲ音（心室充満音）**
- 拡張早期に，房室弁が開くのに続いて起こる鈍く低い音を示す．心室性奔馬調律（ギャロップ：ventricular gallop）ともいわれる．左側臥位でベル部を心尖部にあてると最もよく聴取できる．

《正常》
- 通常，聴取されない．
- ただし，小児や青年では正常でも認めることがある．

《異常》
- 中年や老年の患者で聞こえた場合は，うっ血性心不全や重度の弁疾患（閉鎖不全），心筋梗塞や拡張型心筋症などを疑う．

● **Ⅳ音（心房しぼり込み音）**
- 拡張後期に起こる音で，心房が心室に対して力強く収縮して発生する音．鈍い低ピッチ音を示す．

《正常》
- 通常，聴取されない．

《異常》
- 聴取された場合，心室のコンプライアンスの低下を示す．右室肥大や左室肥大などで聴取される．

● **心雑音**
- 乱れた血流によって発生する音である．
- 心雑音は発生のタイミングによってさらに細かく分類される．
  - 収縮期雑音：Ⅰ音からⅡ音の間に聴取される雑音．
  - 拡張期雑音：Ⅱ音から次のⅠ音の間に聴取される雑音．
- Ⅲ音も雑音の放散部位が頸部であれば大動脈弁由来の雑音であり，背部であれば僧帽弁由来の雑音である可能性が高い．

《正常》
- 通常，聴取されない．

《異常》
- 聴取された場合，弁疾患や心不全などによる心臓内の血流の異常を示す．

エキスパートは ここ をみる！

Ⅳ音はⅠ音と音の高さが異なるため，聴診器のベル面を胸壁にあてる力の加減を変えることでⅠ音と区別しやすくなる．強く圧迫して音が消えればⅣ音，変化がなければⅠ音の分裂と判断する．

■打診
心臓の大きさ

方法
① 患者を仰臥位にする.
② 左腋窩線上の第5肋間に中指が位置するように手を置く（図1）.
③ 胸骨に向かって，第5肋間を打診する（心臓の左側の位置を同定する）．清音から半濁音へと変化する部位が心臓の境界である．

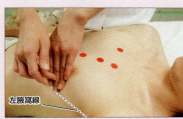

左腋窩線

■図1　打診時の中指の位置

アセスメント
《正常》
- 胸骨中央線から10cm以内に境界がある．

《異常》
- **胸骨中央線から10cm以上のところに境界がある**：左室肥大を疑う．

3 脳循環

- 解剖と機能
- フィジカルイグザミネーション&アセスメントに必要な手順
- 臨床におけるフィジカルイグザミネーション&アセスメントの実践

解剖と機能

- 中枢神経は脳と脊髄からなる．脳は大脳，間脳，脳幹，小脳に分類され，さらに脳幹は中脳，橋，延髄に分類される．脊髄は頸髄，胸髄，腰髄，仙髄，尾髄に分類される．
- 末梢神経は中枢神経と身体の末梢（筋肉や皮膚など）を連絡する神経であり，脳神経と脊髄神経からなる（図1）．

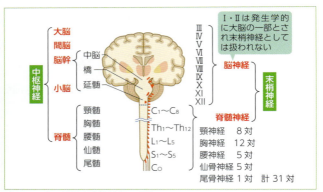

■図1　中枢神経と末梢神経の分類

中枢神経

大脳
- 大脳は脳の最も大きな部分で，間脳や脳幹の一部を包むように位置する．言語や記憶，思考，感情などをつかさどる高次脳機能をはじめ，随意筋や知覚の中枢として機能している．
- 大脳は硬膜，くも膜，軟膜の3層の髄膜に覆われていて，大脳の上層には神経細胞の集合体である灰白質の領域があり，大脳皮質とよばれている．その下層には無数の神経細胞を連結する神経線維の集合体である白質（大脳白質）がある（図2）．
- 大脳は左右2つの半球に（大脳縦裂を境に）分かれており，大脳半球の機能には左右差がある．左半球は発話や言語的理解，計算，右半球は空間的能力や直感的理解に特化している（図3）．なお，左右の脳は脳梁で連絡し，連携して機能している．ほとんどの人は左半球が優位脳であるといわれている．

大脳

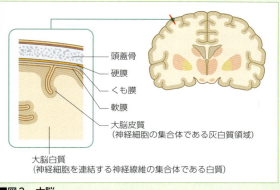

■図2 大脳

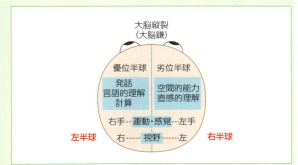

■図3 大脳半球の機能的左右差

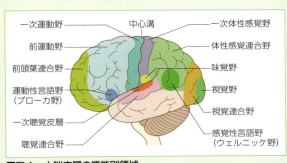

■図4 大脳皮質の機能別領域

大脳

《大脳皮質》

- 大脳皮質は部位別にそれぞれ特定の機能を担っており,脳には機能局在があることが明らかになっている(図4).
- 側頭葉での聴覚や後頭葉での視覚からの刺激は体性感覚連合野で統合され,前頭葉連合野で「何をすべきか」を判断し,運動野に指令を出していく.また,体性感覚野や運動野は対応する身体の部位が決まっており,筋・骨格筋など各運動器官へ指令を出していく.その関係をまとめたペンフィールドのホムンクルス(こびと)(図5)は有名である.

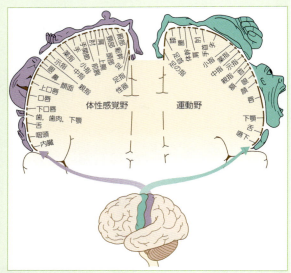

■図5　ペンフィールドのホムンクルス

間脳

- 間脳は脳梁に包まれるように位置し,灰白質からなる視床と視床下部で構成され,さらに視床下部からは下垂体へと神経線維が伸びている(図6).

《視床》

視床では嗅覚以外の知覚刺激が選別され,統合処理されたうえで大脳へ伝達される.

《視床下部》

- 視床下部は自律神経や内分泌系ホルモンの中枢であり,循環

間脳

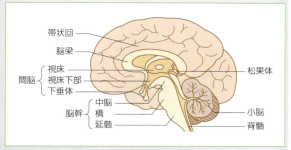

■図6　間脳，脳幹，小脳（正中矢状断面）

器，消化器，膀胱の機能を監視したり，水・電解質バランス，体温，代謝，食欲，感情の一部をコントロールしたりしている．

《下垂体》
- 下垂体は多くのホルモンを分泌する内分泌器官である．下垂体は腺葉と後葉に大きく2つに分けられ，腺葉（前葉・中葉）は上皮細胞塊で，後葉は間脳が発生段階で伸びてできたものである．
- 前葉は甲状腺刺激ホルモン，副腎皮質刺激ホルモン，性腺刺激ホルモン，成長ホルモン，プロラクチン，中葉はメラニン細胞刺激ホルモン，後葉は抗利尿ホルモン，オキシトシンを主に分泌する．

脳幹

- 間脳の下に中脳，橋，延髄からなる脳幹がある．脳幹は大脳や間脳に至る神経線維の通路であるとともに，さまざまな機能の中枢でもある．
- 中脳には眼球や体幹の運動に関する中枢があり，橋には呼吸中枢，延髄には呼吸・心拍・血圧にかかわる中枢や嚥下・咳嗽・嘔吐中枢が存在する．中脳，橋上部の両側性障害になると，疼痛刺激に対して上下肢ともに強く伸展する姿勢反射「除脳硬直」が出現する．なお，大脳皮質の広範な障害では上肢が屈曲，下肢は伸展する「除皮質硬直」が出現する（p.94参照）．
- 脳幹には意識・覚醒の中枢といわれる脳幹網様体があり，視床・視床下部までを含めた上行性網様体賦活系は，知覚刺激を受け，大脳皮質を覚醒状態にする（図7）．この経路のいずれか（脳幹，視床，大脳皮質）が障害されると意識が障害される．脳幹には第Ⅲ〜Ⅻ脳神経の核がある（p.76参照）．

| 脳幹 | |

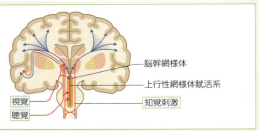

■図7 脳幹網様体（上行性網様体賦活系）

| 小脳 | 小脳は脳幹の後方，大脳の後頭葉の下にある（図6）．四肢・体幹の運動調節や平衡機能の調節をしている．脊髄や大脳皮質などからの情報を統合し，スムーズな運動を可能にしている． |

| 脊髄 | |

- 脊髄は脳から伸びている神経の束であり，脳とともに中枢神経を構成する（図1）．
- 脳が頭蓋骨内に入っているように，脊髄は頭蓋骨に続く脊柱管（椎骨が積み重なってできた管）の中に入っている．
- 脊椎は頸椎7個，胸椎12個，腰椎5個，仙椎5個，尾椎3～6個に分けられ，脊髄は上から順番に節（髄節）ごとの番号がつけられている（通過する上方の椎骨の番号をよぶ）．ただし頸神経は7個の頸椎に対し8個存在するため，通過する下方の椎骨の番号をよぶ（図8）．
- 脊髄は第1～2腰椎あたりで終わり，以降は神経線維のみとなる．つまり脊髄は脊柱よりも短く，下に行

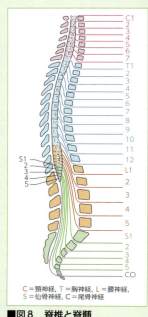

C＝頸神経，T＝胸神経，L＝腰神経，
S＝仙骨神経，C＝尾骨神経

■図8 脊椎と脊髄

くほど髄節の位置とそこから出る脊髄神経の位置がずれる．
- 脊髄は脳と同様に軟膜，くも膜，硬膜の3枚の髄膜に包まれ，軟膜とくも膜の間は髄液で満たされているため，通常は外圧を受けることがない．
- 脊髄は大脳と反対で，内側に神経細胞の集合部である灰白質，外側に神経線維の集合体である白質がある．灰白質は蝶の羽を広げたような形をしており，腹側から前角，側角，後角に分けられる．前角は骨格に運動性神経線維を送り，側角は心肺などの内部器官を感知し，後角は触覚などの感覚性神経線維を受け取る．白質も腹側から前索，側索，後索に分けられ，多くの上行・下行する線維束が通っている．（図9）．

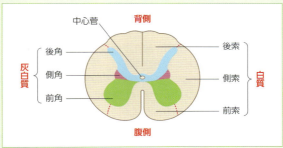

■図9　脊髄の断面

- 運動ニューロンは骨格筋を支配する神経で，上位と下位に分かれている．脊髄は上位運動ニューロンで，脳からの指令はまず脳幹・脊髄に伝えられる．一方，脊髄から出ている脊髄神経は下位運動ニューロンで，上位運動ニューロンからの指令を手足など各部位に伝えている．

末梢神経

- 脳神経は頭頸部の運動や感覚を担う．
- 脳神経は左右12本あり，神経核の高さの順にⅠ～Ⅻの番号がついている．どの脳神経がどの位置から出ているかを知ることは脳幹障害の高さを診断するのに重要である（図10）．脳神経は上から，①脳幹より上，②中脳，③橋，④延髄の4つの位置から出ており，その数は上から「2・2・4・4」と覚えると覚えやすい．

脳神経

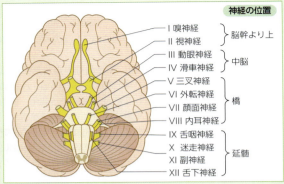

■図10　脳神経とその位置

《視神経（視野）》
- 視神経は視力，視野，瞳孔反射などを司る．
- 網膜からの情報は視神経を通り，視交叉で交叉し，大脳へ伝わる（図11）．視交叉より前方で障害されれば一側の視力消失となる．視交叉より後方で障害されれば，両眼とも同じ側が見えない同名性半盲となる．

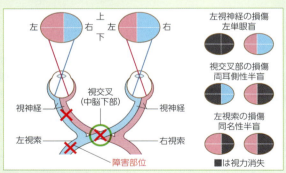

■図11　視覚の伝導路

- 脳血管障害で内包部が障害されると，障害側と反対側に片麻痺と同名性半盲を起こす．つまり，視野欠損を確認することで障害部位がわかる．

《動眼神経，滑車神経，外転神経（眼球運動)》
- この3つの神経は協調して眼球運動を司る．それぞれ眼球

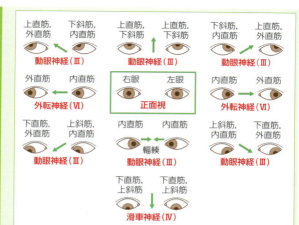

■図12 眼球運動を支配する脳神経

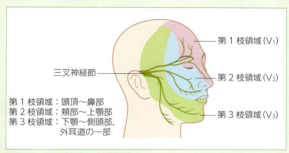

第1枝領域：頭頂〜鼻部
第2枝領域：頬部〜上顎部
第3枝領域：下顎〜側頭部，
　　　　　　外耳道の一部

■図13 三叉神経の支配領域

運動を支配しており，障害されると眼球が偏位する（**図12**）．偏位だけでなく，複視などの症状も出現する．
- 動眼神経は眼球運動だけでなく，眼瞼挙上，縮瞳，対光反射も担っている．そのため，動眼神経障害では，眼瞼下垂，散瞳，対光反射の消失などが出現する．

《三叉神経，顔面神経（顔面の知覚，顔面の運動）》
- 三叉神経は主に顔面の感覚を司る．三叉神経は橋の外側から出て三叉神経節となった後に3本の枝に分かれ，**図13**に示すような支配領域となる．

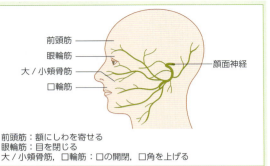

前頭筋:額にしわを寄せる
眼輪筋:目を閉じる
大/小頬骨筋,口輪筋:口の開閉,口角を上げる

■図14 顔面神経の支配領域

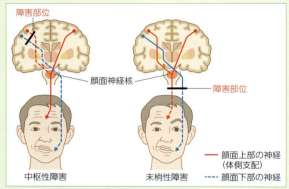

■図15 顔面神経の中枢性障害と末梢性障害

- 三叉神経第3枝は咀嚼筋の運動も支配しており,その障害では咀嚼筋麻痺・萎縮,開口時に下顎が障害側に偏位するなどがみられる.
- 顔面神経は主に顔面の運動を司る(**図14**).顔面上部(前頭筋・眼輪筋支配野)は左右両側支配であり,顔面下部(大・小頬骨筋や口輪筋)は左右片側(対側)支配である.
- 末梢性障害ではすべての顔面の筋肉が麻痺するが,中枢性障害では顔面下部のみ(時に眼輪筋も含まれる)が障害されるため,鑑別が重要となる(**図15**).
- 角膜は三叉神経第1枝が求心路(知覚)を支配しており,顔面神経が遠心路(運動)を支配しているため,それらの障害

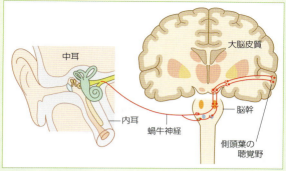

■図16　聴覚伝導路

では角膜反射が消失する.

《内耳神経（聴力）》

- 内耳神経は蝸牛神経と前庭神経の2つからなり, 前者は聴覚, 後者は平衡感覚を担う.
- 聴覚の伝導路は, 蝸牛神経から脳幹（橋）に伝わり, 中脳を経て大脳（側頭葉の聴覚野）へ伝えられる（**図16**）.
- 大脳半球障害のとき, 半側の刺激を認識できなくなる半側無視や, 半側の感覚を認知できなくなる半側失認が出現する. 聴覚刺激もその一つであり, 片方ずつ音を聞かせると聞くことができても, 両耳同時に音を聞かせると片方しか聞こえない場合は大脳半球障害を疑う.

《舌咽神経, 迷走神経, 舌下神経（構音障害, 嚥下障害）》

- 舌咽神経は舌の味覚, 触覚など, 迷走神経は舌咽神経とともに咽頭・喉頭の運動, 舌下神経は舌の運動を司る. この3つの神経はかかわりが深く区別しづらい.
- 舌咽神経, 迷走神経, 舌下神経の運動核（第Ⅸ・Ⅹ・Ⅻ）は延髄に存在し, 延髄以下の下位運動ニューロンが障害されると, 球麻痺とよばれる構音障害, 嚥下障害, 舌の異常（萎縮など）が出現する（延髄が球状であることから球麻痺とよばれる）.
- 運動核のある延髄より中枢の障害（上位運動ニューロン障害）でも球麻痺と類似した症状が出現するが, 上位運動ニューロンの両側が障害されて初めて麻痺が出現する. これは偽性球麻痺とよばれる（**図17**）.

脳神経

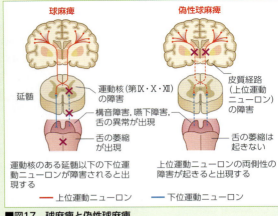

■図17 球麻痺と偽性球麻痺

脊髄神経

- 脊髄神経は脊髄から伸び,脊椎の椎間孔から1対ずつ出て,計31対からなる(p.70参照).
- 脊髄神経の根(神経根)は脊髄前面から出る前根と脊髄後面から出る後根に分かれる.前根は骨格筋を支配する運動線維,後根は知覚を伝える感覚線維からなる(図18).
- 骨格筋を動かすためには,中枢である大脳皮質の運動野で「動かせ」と命じ,その指令は脊髄を通り,脊髄神経へ乗り換え,末梢の骨格筋へと伝えられる.この「中枢から末梢へ」情報を伝えることを「遠心性」といい,遠心性に運動情報を伝える伝導路を「運動路」という.この運動路の名称は大脳皮質から脊髄に向かうため「皮質脊髄路」または「錐体路」という.
- 疼痛などの知覚を感じるためには,皮膚刺激が脊髄に伝わり,脊髄から視床,大脳皮質の感覚野へと伝えられる.この「末梢から中枢へ」情報を伝えることを「求心性」といい,求心性に感覚情報を伝える伝導路を「感覚路」という.この感覚路の名称は脊髄から視床に向かうため「脊髄視床路」という(図18).
- 随意運動は大脳皮質の運動野からの指令が上位運動ニューロン→下位運動ニューロン→神経筋接合部→筋へと伝わることによって起こり,この過程が障害されると運動麻痺となる.

脊髄神経

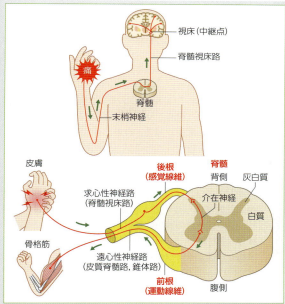

■図18　脊髄の神経根と皮質脊髄路・脊髄視床路

- 下位運動ニューロンの障害では上位運動ニューロンの指令を筋肉へ伝えられず，筋肉を動かせずに弛緩するため，弛緩性麻痺となる．一方，上位運動ニューロンの障害は筋緊張が亢進し，痙性麻痺（つっぱる）となる（図19）．

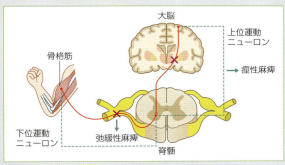

■図19　運動ニューロン障害による麻痺の特徴

解剖と機能

脊髄神経

《反射》

- 反射は刺激によって引き起こされる不随意運動である.
- 反射は大脳を通らず,感覚神経→脊髄→運動神経へ直接伝わる.この経路を反射弓という(図20).
- 反射の種類はさまざまあるが,腱伸張反射,表在反射,病的反射が重要である.
  上位運動ニューロン障害の診断には腱伸張反射と病的反射が有用となる.腱伸張反射は上位運動ニューロン障害で亢進し,反射弓の障害で減弱・消失する.病的反射は正常では出現せず,上位運動ニューロン(錐体路)が障害されたときに出現する.
- 特に意識障害のときなどは,反射を確認することが障害部位の特定に役立つ.つまり,腱伸張反射の亢進,病的反射の出現は反射弓より高位で上位運動ニューロンが障害されており,腱伸張反射の消失は反射弓が障害されているため,感覚神経,下位運動ニューロン,筋・神経筋接合部のいずれかの障害と判断できる(p.113参照).

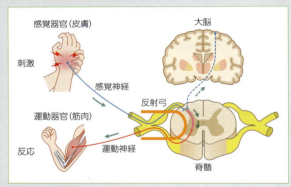

■図20 反射弓

《感覚》

- 感覚は,体性感覚,内臓感覚,特殊感覚に分けられる(図21).
- 脊髄の各髄節は特定の皮膚領域の感覚を支配しており,脊髄神経根から伸びる感覚神経が支配する領域をデルマトームという(図22).

脊髄神経

- 体性感覚は末梢の受容器で感知され、脊髄視床路のどこの経路が障害されたかによって感覚障害の出現する部位が異なる。

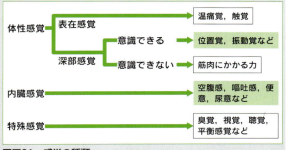

■図21 感覚の種類
(医療情報科学研究所編：病気がみえるVol.7 脳・神経. メディックメディア：2013. p.188. より)

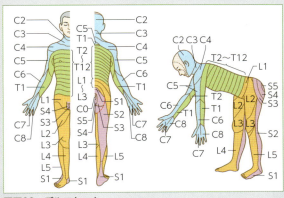

■図22 デルマトーム

■フィジカルイグザミネーション&アセスメントに必要な手順
手順

- 脳神経は,他項目のように,視診・触診・打診・聴診といった手順ではなく,以下の8項目に沿って中枢・末梢神経の全体を網羅するようにアセスメントしていく.

生命維持機能

- 生命維持機能の中枢である間脳と脳幹を評価する.
- **意識レベル**:
  - **GCS**:開眼,言語反応,運動反応の3項目を点数化して評価する.
  - **JCS**:刺激によって覚醒(開眼)するか否かで1~3桁に分けて評価する.
- **特異な肢位**:刺激に対する肢位を観察する.
  - **除皮質硬直**:刺激時に上肢が屈曲,下肢が伸展する.
  - **除脳硬直**:上肢・下肢ともに伸展する.
- **バイタルサインの変調**
  - **呼吸パターン**:呼吸のリズムや深さなど,呼吸パターンの変調の有無を観察する.
  - **クッシング徴候**:高血圧,脈圧の拡大,徐脈などのクッシング徴候の有無を観察する.
  - **体温**:高体温,低体温など極端な変動の有無を確認する.

脳神経系機能

- 脳神経は12対あるが,臨床では以下の脳神経の評価が重要となる.
- **視神経**:
  - **視野**:意識があれば,視野を4分割し,指などを動かし,視野障害をみる.
  - **瞳孔反射**:意識が低下していれば,瞳孔に光をあて対光反射の有無をみる.
- **動眼神経,滑車神経,外転神経**:眼球運動.
  - **眼球**:偏位を確認.
  - **注視**:意識があれば,指を動かし左右・上下への追視を確認.
  - **人形の目現象**:意識が低下していれば,患者の目を開け,頭を受動的に急に右(または左)へ回転させ,頭位変換眼球反射をみる.

脳神経系機能

- **三叉神経，顔面神経**：
  - **顔面の知覚**：閉眼させ，顔面を3領域に分け知覚を確認する．
  - **顔面麻痺**：額にしわをよせる，両眼を閉じる，歯を見せて「いー」と言うなどしてもらって顔面麻痺の有無をみる．
- **内耳神経**：聴力．
  - 閉眼させ，耳元で指をこすったり，音叉にて音を出して聴覚を確認する．
- **舌咽神経，迷走神経，舌下神経**：構音障害，嚥下障害．
  - 文字を読ませ，嗄声や鼻声の有無，呂律障害を確認する．
  - 水などを飲ませ，むせなどの有無をみる．

高次脳機能

- **失語**：文字を読ませる，文字を書かせる，絵の内容を説明させるなどして失語の有無をみる．
- **空間無視**：ひもの真ん中をつかませるなどして半側空間無視を確認する．

運動機能

- **運動麻痺**：弛緩性麻痺，痙性麻痺．
  - **意識がある場合**：上肢（あるいは下肢）を挙上し，一定時間保持できるかを確認する．
  - **意識がない場合**：疼痛刺激による反射にて確認する．
  - **麻痺がある場合**：MMT（manual muscle testing：徒手筋力テスト）にて筋力を評価する．
- **運動障害**：筋トーヌスの異常，不随意運動，筋萎縮．
  - 手，肘，膝，足関節に他動運動を加え，抵抗の強さと可動域を観察する．

反射

- **生理的反射**：
  - 膝蓋腱，アキレス腱などを打腱器で叩打し腱反射をみる（腱伸張反射）．
- **病的反射**：
  - **バビンスキー反射**：足底を外側から棒などでこすり，母趾の背屈，指間の開大をみる．
  - **チャドック反射**：患者の外果を後ろから前にこすり，母趾の背屈，指間の開大をみる．
  - **ホフマン反射**：患者の中指の爪を弾き，母指の内転をみる．
  - **トレムナー反射**：患者の中指の腹側を指で弾き，母指の内転をみる．

小脳機能	● **運動失調**： 　● **指鼻指試験**：患者の鼻と検者の指を交互に触らせ，スムーズに行えるかをみる． 　● **膝踵試験**：踵を対側の膝の上に乗せ，膝を叩き，対側のすねに沿って真っすぐに滑らせる．
知覚機能	● **表在知覚**：触覚・痛覚． 　● 閉眼させ，顔面，四肢，体幹を触り，触覚を確認する． 　● 触覚が鈍い場合は，安全ピンなどで痛覚刺激を与え痛覚を確認する． ● **深部知覚**：ロンベルグ徴候． 　● 立位にて開眼時と閉眼時の体のふらつきを確認する．
髄膜刺激症状	● くも膜下出血や髄膜炎に伴う症状を評価する． 　● **項部硬直の有無**：頭部を前屈させ，硬直をみる． 　● **ブルジンスキー徴候の有無**：頭部を前屈させ，股関節と膝関節の屈曲をみる． 　● **ケルニッヒ徴候の有無**：股関節と膝関節を90°に屈曲させ，膝関節を伸展させて抵抗や疼痛をみる．

フィジカルイグザミネーション&アセスメントに必要な手順

フィジカルイグザミネーション&アセスメントに必要な手順
手順のアルゴリズム

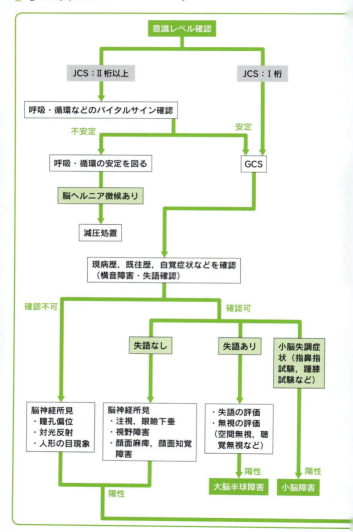

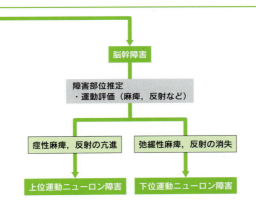

生命維持機能
意識レベル

- 意識の中枢は脳幹網様体であるため,意識レベルの評価は脳幹網様体を評価していることになる.
- 意識障害の有無と程度の評価にはGCS (Glasgow Coma Scale) とJCS (Japan Coma Scale) が代表的である.

GCS (表1)

方法

■表1 GCS

観察項目	反応	スコア
開眼 (E) (覚醒度)	自発的に開眼する よびかけにて開眼する 痛み刺激にて開眼する 全く開眼しない	4 3 2 1
最良言語反応 (V) (高次脳機能)	見当識あり 混乱した会話(見当識障害) 混乱した言葉 理解不能な音声 全くなし	5 4 3 2 1
最良運動反応 (M) (運動反応)	命令に従う 疼痛部へ 逃避する 異常屈曲 異常伸展 全くなし	6 5 4 3 2 1

- 開眼・言語反応・運動反応の3要素から評価をする.それぞれ4〜6段階の点数をつけ,合計点で評価する.
- 合計で13〜15点が軽症,9〜12点が中等症,8点以下が重症,3点が最重症となる.

①**開眼**:自発的に開眼しているかを確認する.
- 患者に挨拶をすると,よびかけの刺激が入るため,挨拶する前から開眼しているかを確認する.
- 患者が閉眼していればよびかけて開眼するかをみる.それでも開眼しなければ胸骨や爪などに痛み刺激を与えて開眼するかを確認する.

②**言語反応**:見当識の有無を確認する.見当識は「時・人・場所」の3点を確認する.

方法

- 「時」は「今日は何月?」などと尋ね,月単位を答えられるか確認すればよい.
- 「人」は自分の名前が言えることではなく,「誰だかわかる?」などと尋ね,家族や看護師など他者の認識ができるか確認する.
- 「場所」は「ここはどこだかわかる?」と尋ね,確認する.
- 各スケールでは,問う内容が決まっており,GCSにおける「見当識あり」は「時・人・場所」が言えるということになる.
- 見当識障害がある場合,発語はあるのか,音声のみしか発しないのか,全く発声しないのかをみる.

③**運動反応**:命令に従えるかを確認する.

- 手を握る,離すなどの指示をしても,握手をしてはいけない.握手をすると反射的に握り返すことがあり,意図的に運動が行えるのかわからなくなる.
- 命令に従えない場合は,胸骨や爪などに痛み刺激を与え,その反応をみる.
- 頸髄損傷などで四肢麻痺がある場合は,顔面や眼球の運動で評価する.この際,「命令に従う=M6」あるいは「全くなし=M1」の二者択一になる.

アセスメント

《正常》
- 15点満点で15点(自発的に開眼し,見当識があり,運動指示に従える状態).

《異常》

①**開眼**:自発的に開眼していなければ,よびかける.
- よびかけて開眼すればE3点.
- 痛み刺激で開眼すればE2点.
- 痛み刺激でも開眼しなければE1点.

②**言語反応**:自発的に開眼していれば見当識を確認する.
- 見当識(時・人・場所)の質問にすべて正答しない(1項目でも間違えればV4点),文章として話せて会話はできるが意味が通じなければV4点.
- 「痛い」など単語しか発しなければV3点.
- 「あ~,う~」など音声しか発しなければV2点.
- 全く発語がなければV1点.

アセスメント

③**運動反応**：命令に従えなければ痛み刺激を与え，その反応をみる（図1）．
- 痛み刺激を与えた部位に手をもっていき払いのけようとすることができればM5点．
- 痛み刺激に対し逃げようとすればM4点（ポイントは脇が開くこと）．
- 痛み刺激に対し上肢を屈曲させ足を伸展させればM3点（除皮質硬直〈p.94参照〉）．
- 痛み刺激に対し上下肢ともに伸展させればM2点（除脳硬直〈p.94参照〉）．
- 痛み刺激に対し全く反応がなければM1点．

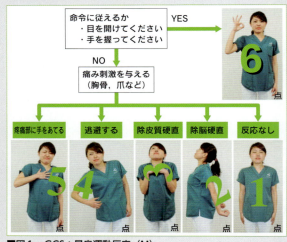

■図1　GCS：最良運動反応（M）

JCS（表2）

方法
- 開眼の有無でⅢ桁に分け評価する．
①**刺激しなくても開眼している場合**：自分の名前，生年月日，時・人・場所を確認する．
②**閉眼している場合**：よびかけ，大声または体を揺さぶる，痛み刺激を与える，いずれかで開眼するかを確認する．
③**痛み・刺激でも開眼しない場合**：四肢の反応を確認する．

方法

■表2　JCS

Ⅰ桁　刺激しなくても開眼している状態	
だいたい意識清明だが，今ひとつはっきりしない	1
時・人・場所がわからない（見当識障害）	2
自分の名前，生年月日が言えない	3

Ⅱ桁　刺激すると開眼する状態	
普通のよびかけで容易に開眼する	10
大きな声または体を揺さぶることにより開眼する	20
痛み・刺激を加えつつよびかけを繰り返すとかろうじて開眼	30

Ⅲ桁　刺激しても開眼しない状態	
痛み・刺激に対して払いのけるような動作をする	100
痛み・刺激で少し手足を動かしたり顔をしかめたりする	200
痛み・刺激に全く反応しない	300

アセスメント

《正常》
- 刺激しなくても開眼し，見当識があり，運動指示に従える状態が正常である．その場合は0点となる．

《異常》
- **Ⅰ桁**：刺激しなくても開眼している場合．
  - 見当識障害はないが，今ひとつはっきりしなければⅠ-1．
  - 見当識障害（時・人・場所）があればⅠ-2．
  - 自分の名前，生年月日が言えなければⅠ-3．
- **Ⅱ桁**：刺激しなければ開眼しない場合．
  - 普通のよびかけで容易に開眼すればⅡ-10．
  - 大きな声または体を揺さぶって開眼すればⅡ-20．
  - 痛み刺激を加えてよびかけを繰り返して，かろうじて開眼すればⅡ-30．
- **Ⅲ桁**：刺激しても開眼しない場合．
  - 痛み刺激に対して払いのける動作をすればⅢ-100（GCS E1・M4に相当）．
  - 痛み刺激に対して少し手足を動かしたり顔をしかめたりすればⅢ-200（GCS E1・M2・M3に相当）．
  - 痛み刺激に全く反応しなければⅢ-300（GCS 3点に相当）．

生命維持機能
特異な肢位

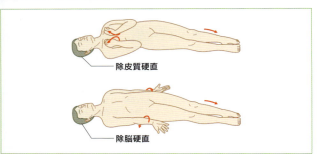

■図1　特異な肢位

方法
- 痛み刺激によって特異な肢位を示すかをみる．
- 通常はGCSやJCSにて意識レベルを確認する際，爪や胸骨に痛み刺激を与えたときの反応で確認する．

アセスメント

《正常》
- 痛み刺激を与えても，特異な肢位を示さない．

《異常》
- **除皮質硬直**（図1）：痛み刺激時に上肢が屈曲，下肢が伸展した肢位．大脳皮質の広範な障害のときにみられる．
- **除脳硬直**（図1）：痛み刺激時に上下肢ともに伸展した肢位．中脳，橋上部の両側性障害によりみられる．意識の回復は難しい．
- 初めは強い痛み刺激を与えたときのみにみられるが，障害が進行すると痛み刺激がなくてもこれに近い肢位をとるようになる．
- 脳ヘルニアの進行などに伴って観察される．
- GCSのM2とM3，JCSのⅢ-200に該当する．

■生命維持機能
呼吸パターン・クッシング徴候・体温の変調

- 間脳・脳幹は，バイタルサインの調整機能も担っている．生命維持機能の観察に関してはバイタルサインの変化も重要な徴候となる．

■呼吸パターンの変調

方法
- 呼吸パターンを観察する．

アセスメント

《正常》
- 呼吸のリズム不正がなく，呼吸パターンの変調がない．

《異常》
- 呼吸のリズムや深さは橋と延髄にある呼吸中枢によって調節されている（図1）．しかし，それより上部にある間脳や中脳が障害された場合にも特有の呼吸パターンが出現する．

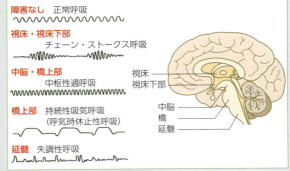

■図1 脳の障害部位と異常な呼吸パターン

- 例えば，テント切痕ヘルニアなどの進行に伴って，脳へのダメージが間脳→中脳→橋→延髄へと進んでいく場合，間脳が障害されると，初めはあくびや深いため息がときどき混ざり，その後，ため息呼吸が起こって，意識レベルが徐々に低下すると，チェーン・ストークス呼吸（小さい呼吸→大きい呼吸→一時的な無呼吸を繰り返す）に至る．続いて，中脳から橋の上部まで障害が広がると，中枢性過呼吸といわれる大

きな呼吸が持続し，延髄まで障害が及べばリズムも深さもばらばらな失調性呼吸がみられ始め，放置すれば下顎呼吸（下顎を上げ，あえぐような呼吸）から呼吸停止に至る．

エキスパートはここをみる！

呼吸不全，心不全などで出現する異常呼吸は，頻呼吸などの呼吸数の異常，過呼吸などの換気量の異常，努力呼吸などであり，リズム異常を伴わないことも多い．

チェーン・ストークス呼吸は脳障害だけでなく，心不全でも出現する．クスマウル呼吸は糖尿病や尿毒症の代謝性アシドーシス時にもみられる．このように，脳障害以外でも呼吸パターンの変調が出現する．

■ クッシング徴候：血圧と脈拍の変調

- 血圧の上昇，脈圧の拡大，徐脈の三徴候をクッシング徴候（図2）といい，頭蓋内圧亢進時の変化として重要である．

	代償期		非代償期の始まり	非代償期 （脳ヘルニアの形成）	
	Stage I	Stage II	Stage III	Stage IV	Death
意識状態	覚醒	無気力 不穏状態 混乱状態	徐々に覚醒状態を維持できなくなり，昏睡状態となる		
瞳孔	瞳孔不同なし 対光反射あり	瞳孔不同なし 対光反射あり	瞳孔縮小，対光反射あり 対光反射鈍麻へ進行することあり	患側の瞳孔 拡大と対光 反射の消失	両側の瞳孔 拡大対光反 射消失
呼吸状態	正常呼吸	正常呼吸	正常，症状進行に伴い徐呼吸となることあり	チェーン・ストークス呼吸 中枢性呼吸 失調性呼吸	
血圧	160 収縮期圧 120 80 拡張期圧		脈圧		
脈拍数	160 120 80		ゆっくりとした，力強い収縮	不整脈の出現	
	外科的・内科的介入に最適なステージ		外科的・内科的介入が必要なステージ	外科的・内科的介入がほぼ手遅れなステージ	

■図2　クッシング徴候と観察のポイント
（道又元裕，総監．ICU 3年目ナースのノート．日総研：2013．p.142．原著：Rinda D.Urdan,et al.：CRITICAL CARE NURSING．2006．p.731．より）

方法
- 血圧・脈拍を測定し，経時的に観察する．

アセスメント

《正常》
- クッシング徴候がみられない．

《異常》
- 脳浮腫の拡大などにより頭蓋内圧が急激に上昇すると，脳血流は高い頭蓋内圧によって減少し，脳虚血となる．これに対応し脳血流を確保するため，交感神経が刺激され収縮期血圧を上昇させる．また，1回拍出量を増やすため，拡張期血圧が低下し脈圧が拡大することで，さらに徐脈となる．
- クッシング徴候がある．

■ 体温の変調

方法
- 体温を測定し，経時的に観察する．

アセスメント

《正常》
- 高熱が持続しない．

《異常》
- 脳幹の視床下部には体温調節中枢があり，障害されると，昏睡状態とともに中枢性過高熱が起こる．
- 中枢性過高熱では，末梢血管が収縮して中枢に血液が集まり，体温は40℃近くまで上がる．末梢血管は虚脱するため，触れにくくなる．
- 解熱薬の効果はなく，冷罨法による直接的な冷却でしか解熱しない．

脳神経系機能
視神経(間脳)

- 脳神経は脳(または脳幹)から伸びる線維で,左右12対からなる末梢神経であり(p.70参照),頭頸部の運動や感覚を担っている.
- 脳が障害されるとそこから伸びる脳神経も障害され,運動・感覚障害を呈する.
- 脳神経の障害は症状によって障害部位を判断できる.
- 視力低下は頻度の多い訴えであり,その原因は角膜など眼の異常から視神経障害まで多様である.
- 視神経は視力,視野,対光反射などを担っているため,鑑別が重要である.

■視野障害の確認

方法
- 意識が正常であれば視野障害の有無を両眼で確認する(図1).視放線から後頭葉の異常を確認できる.

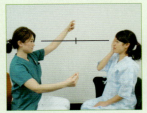

患者との中間点に指を置く.患者に一方の眼を覆ってもらう.

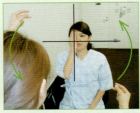

検者も患者と同側の眼を閉じ,見える範囲を同定する.その視野を4分割し,左右に指を置き,視野の最大幅で指を左右上下に動かしながら動いた方向を答えてもらう.

■図1　視野障害の確認方法

①患者と対座し,中間点に検者の指を置く.
②患者に一方の眼を覆ってもらう(検者も同様にし,視野の範囲を同定する).
③視野を4分割し,視野の最大幅で左右上下に指を動かし,動いた方向を答えてもらう.
④見えない場所があれば指を徐々に中心に向けて動かし,どこから見えるようになるか答えてもらう.

■直接対光反射,間接対光反射

方法
- 意識が低下していれば,瞳孔に光をあて直接対光反射,間接対光反射の有無を確認する(対光反射は,入力〈求心性:末梢から中枢への伝達〉は視神経,出力〈遠心性:中枢から末梢への伝達〉は動眼神経が担う).
① 患者の両眼を開眼させ,目尻から光をあてる.
② 左右に行い,直接光をあてた側の瞳孔の縮瞳と,その対側が協調して縮瞳するかを確認する.

アセスメント

《正常》
- 縮瞳の程度の差は左右だけでなく,直接,間接ともにない.

《異常》
- 障害部位によって図2のような視野欠損をきたす.

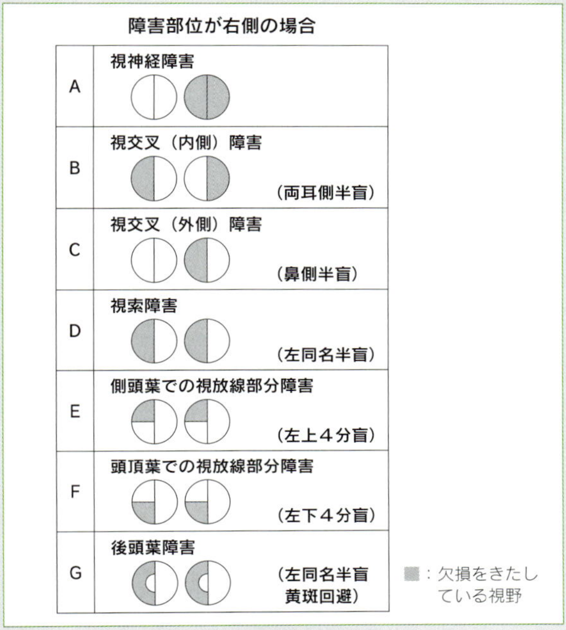

障害部位が右側の場合

A	視神経障害	
B	視交叉(内側)障害	(両耳側半盲)
C	視交叉(外側)障害	(鼻側半盲)
D	視索障害	(左同名半盲)
E	側頭葉での視放線部分障害	(左上4分盲)
F	頭頂葉での視放線部分障害	(左下4分盲)
G	後頭葉障害	(左同名半盲 黄斑回避)

■:欠損をきたしている視野

■図2 視神経の障害部位と視野異常の関係
(藤澤一朗:視野障害・複視. 臨床研修ベストプラクティス 2008;12(5):53. より)

アセスメント

- 視神経(求心路)障害では,患側の直接反射,健側の間接反射ともに障害されるが,患側の間接反射は保たれる.
- 動眼神経(遠心路)の障害では,患側の直接および間接反射が障害されるが,健側の間接反射は保たれる(**表1**).

■表1 対光反射と障害部位(左眼に光をあてた場合)

左眼の対光反射 (直接反射)	右眼の対光反射 (間接反射)	障害部位
あり	あり	正常の反応
なし	あり	左眼遠心路の障害
あり	なし	右眼遠心路の障害
なし	なし	左眼求心路の障害 両眼遠心路の障害

(渕本雅昭:対光反射の観察法のエビデンス.ブレインナーシング 2009;25(4):460.より)

- 散瞳し,対光反射が消失していれば,中脳障害,動眼神経障害である.

脳神経系機能
動眼神経・滑車神経(中脳)，外転神経(橋)：眼球運動

- 眼球運動は動眼神経，滑車神経，外転神経の3つの神経が共同で担っており，動眼神経・滑車神経は中脳，外転神経は橋に位置する.

眼球の位置

方法 眼球の偏位を確認する（図1）．

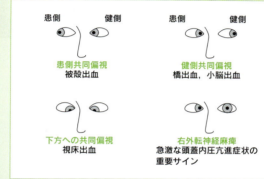

■図1　眼球位置が示す脳の障害部位

アセスメント
《正常》
- 眼球が正中にある．

《異常》
- 眼球が左右上下どちらかに偏位している．
- 特に片方のみ偏位している場合は，頭蓋内圧亢進症状が考えられるため重要である．

エキスパートはここをみる！

動眼神経は眼瞼挙筋や瞳孔括約筋も支配しているため，眼瞼下垂や複視といった軽微な変化に気づくことも重要である．

■注視

方法
- ●注視
- ●意識があれば,注視を確認する(**図2**).

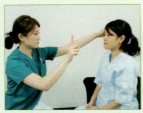
患者の前方50cm程度のところで指を立てる.

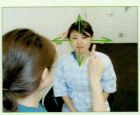
顔を動かさず眼だけで指先を追ってもらう.指を左右上下へゆっくり動かす.

■図2　注視の確認方法

①患者の前方50cm程度のところで指を立てる.
②顔を動かさず眼だけでその指先を追うように指示する.
③指を左右上下へ動かし,注視をみる(患者の周囲を動き,注視するかを確認してもよい).

アセスメント
《正常》
- ●眼が正中を越えて左右上下に動く.

《異常》
- ●全く眼が動かない.
- ●途中までしか指先を追うことができない.
- ●いずれかの方向に複視が出る.
- ●眼球の追跡がなめらかでない,一方が遅い.

■人形の目現象

方法
- ●意識が低下していれば,人形の目現象(頭位変換眼球反射)を確認する.
①仰臥位で患者の両眼を開眼させる.
②頭を受動的に急に右(または左)へ回転させる.

アセスメント
《正常》
- ●頭を横に向けたときに,人形のように正中に眼が留まる.

《異常》
- ●眼が頭と同じ方向を向いたら異常(脳幹障害).

脳神経系機能
三叉神経・顔面神経（橋）：顔面の知覚，顔面麻痺

- 三叉神経は顔面の知覚を担い，顔面神経は顔面の運動を担う（p.77〜78参照）．両者とも橋に位置する．

■ 顔面の知覚

方法
① 閉眼してもらい，顔面を3領域（額，頬，顎）に分け，左右交互，左右同時にティッシュペーパーまたは手で触り知覚を確認する（図1）．
② 知覚がない，または左右差があるときは，危なくないように，つまようじや安全ピンの先などで刺激する．

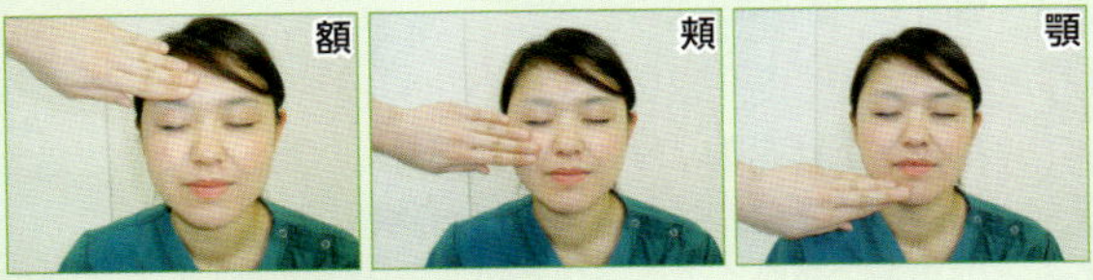

額　　　頬　　　顎

■図1　三叉神経の確認方法

アセスメント
《正常》
- 知覚があり，左右差もない．

《異常》
- 知覚，痛覚の消失．ただし，痛覚は消失するが知覚は保たれるという感覚解離が生じるときもある．
- 第1枝領域（額）の障害時は，障害側の角膜反射が消失する．
- 三叉神経障害では各領域での感覚障害が出現するが，三叉神経痛では感覚障害は出現しない．

■ 顔面麻痺

方法
- **眉持ち上げ運動**：額にしわをよせてもらう（**図2-a**）.
- **閉眼運動**：両眼を固く閉じてもらう（**図2-b**）.
- **口角挙上試験**：歯を見せて「いー」と言ってもらう（**図2-c**）.

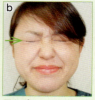

額にしわをつくるように眉毛を上げてもらう.　目をぎゅっとつぶってもらう.　歯を見せて「いー」と言ってもらう.

■図2　顔面麻痺の確認方法

アセスメント

《正常》
- **眉持ち上げ運動**：左右差なく，額にしわがよる.
- **閉眼運動**：まつげが隠れ，左右差がない.
- **口角挙上試験**：鼻唇溝があり口角の上がり方に左右差がない.

《異常》
- **眉持ち上げ運動**：額にしわがみられない．左右差がある.
- **閉眼運動**：麻痺側のまつげが長く残る.
- **口角挙上試験**：鼻唇溝が消失する．口角が上がらない．左右差がある.

- すべてできなければ末梢性障害，口角挙上試験のみできなければ中枢性障害である（**図3**，p.78参照）.

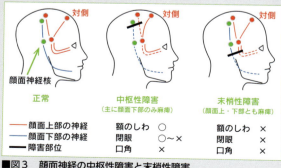

■図3　顔面神経の中枢性障害と末梢性障害

脳神経系機能
内耳神経（橋）：聴力

- 内耳神経は聴力を担い，橋に存在する．

方法
- 難聴，消去現象の有無を確認する．
① 閉眼してもらう．
② 患者の耳元で指をこする（図1）．片耳ずつ，さらに両耳同時に行い，聞こえるかどうか，左右差の有無も確認する（音叉で音を出してもよい）．

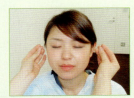

■図1　聴覚の確認方法
患者の耳元で指をこすり，聞こえるかどうか確認する．

アセスメント

《正常》
- 片耳ずつ，左右同時のどちらでも音が聞こえる．

《異常》
- 聞こえない．
- 指こすりで聞こえない場合は高音性難聴，音叉で聞こえない場合は低音性難聴である．
- 片耳ずつでは聞こえるが，左右同時のときに片耳しか聞こえない場合は，聞こえない耳と対側の大脳半球障害における感覚無視が存在する．

脳神経系機能
舌咽神経・迷走神経・舌下神経 (延髄)：構音障害, 嚥下障害

- 口蓋・咽頭の機能は舌咽神経, 迷走神経の両者が担い, 舌の運動は舌下神経が担う.
- 舌, 軟口蓋, 咽頭, 喉頭などの運動が障害されると構音障害, 嚥下障害をきたす.

方法
- 文字を読んでもらい, 嗄声や鼻声の有無, 言語の聞き取りにくさを評価する.
- 水などを飲んでもらい, むせなどの有無をみる.

アセスメント
《正常》
- 嗄声や鼻声, 言語の聞き取りにくさがなく, 飲水によるむせもない.

《異常》
- 嗄声, 鼻声, 言語の聞き取りにくさがあれば構音障害がある.
- 飲水でむせがあれば嚥下障害がある.

高次脳機能
失語

- 大脳のはたらきには左右差があり，一般的に左半球（優位半球）は言語や計算などの能力，右半球（劣位半球）は空間的能力などに特化している．

方法
① 図1を見せ，音読してもらう．
② 図2を見せ，名称を言ってもらう．

> 分かっています
> 地面に落ちる
> 仕事から家に帰った
> 食堂のテーブルのそば
> 昨夜ラジオで話しているのを聴きました

■図1 文章カード（音読）
（日本救急医学会，日本神経救急学会，日本臨床救急医学会監：ISLSコースガイドブック2013．へるす出版；2013．p.56．より）

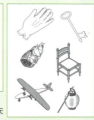

■図2 呼称カード（名称）
（日本救急医学会，日本神経救急学会，日本臨床救急医学会監：ISLSコースガイドブック2013．へるす出版；2013．p.55．より）

③ 図3を見せ，状況を説明してもらう．

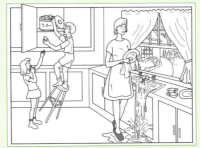

■図3 絵カード（状況説明）
（日本救急医学会，日本神経救急学会，日本臨床救急医学会監：ISLSコースガイドブック2013．へるす出版；2013．p.55．より）

方法

④ ①〜③ができなければ,「口を開けてください」と書いた紙を見せ,理解できるかを確認する.
⑤「自分の名前を書いてください」と伝え,書字を確認する.
⑥「あ」「う」「え」など復唱してもらう.

アセスメント

《正常》
- 見せた内容を流暢に話す(説明する).

《異常》
- ①〜③で言語を流暢に話せない,単語しか出てこない,流暢に話すが見せたものと違うことを話す,などがある場合は,失語ありと評価する.
- 言語を流暢に話せない,書字や復唱もできず自発言語が非流暢であれば,ブローカ失語(高度になると無言状態となる)である.
- 言語では理解できなくても文字は理解できることもあるため,文字でも示してみる.言語や文字を理解できず,復唱も障害されているものの自発言語は流暢であれば,ウェルニッケ失語である.

高次脳機能
空間無視

方法
①肩幅程度の長さのひもを持って示し，患者に真ん中をつかんでもらう（**図1**）．
②または，紙に20cm程度の直線を引き，目測で2等分してもらう．

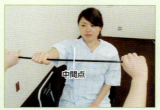

■図1　空間無視の確認方法
中間点と思うところをつかんでもらう．

アセスメント

《正常》
- ひもの中間点をつかめ，直線も2等分できる．

《異常》
- ひもや直線の長さが2等分ではないとき，大脳半球に障害がある．
- その他，図形，時計などを模写してもらうと半分しか描写しない，食事も片側だけ残しているなど，左右どちらか一方の空間を無視している場合も大脳半球に障害がある．
- これらの症状は右半球の障害で出現することが多い．

運動機能
運動麻痺：筋力低下

- 一見しただけでわかるような麻痺は調べる必要はない．

■上下肢の挙上運動（図1）

方法
① 座位であれば片側の上肢を90°挙上し，10秒間保持してもらう（仰臥位の場合は45°）．
② 下肢は片側を30°挙上し，5秒間保持してもらう．
③ 挙上できないときは，痛み刺激を与えて逃避反応があるかをみる．

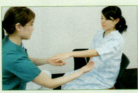 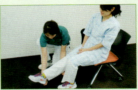

片側の上肢を90°挙上し，10秒間保持してもらう．　片側の下肢を30°挙上し，5秒間保持してもらう．

図1　上下肢の筋力の確認方法

アセスメント

《正常》
- 図1に示した挙上を上肢は10秒間下肢は5秒間保持できれば正常．

《異常》
- 指示した角度を保持できるが上肢は10秒以内，下肢は5秒以内に下垂する，あるいは指示した角度まで挙上できないときは運動麻痺ありとする．
- 自発的に動かせないときは疼痛刺激を与えて逃避するかを確認する．あるいは重力を除外すれば動かすことができるかを確認する．全く動きがみられないときは完全麻痺とする．
- 麻痺があった場合はMMTにて筋力を評価する（表1）．

■表1　MMT

5 (5/5) 正常	強い抵抗を加えても，完全に運動できる 上肢・下肢：挙上可能	
4 (4/5)	重力以上の抵抗を加えても肘関節あるいは膝関節の運動を起こすことができる 上肢：挙上できるが弱い 下肢：膝立て可能，下腿を挙上できる	
3 (3/5)	重力に拮抗して肘関節あるいは膝関節の運動を起こせる 上肢：ようやく挙上可能，保持は困難 下肢：膝立て可能，下腿の挙上は困難	
2 (2/5)	重力を除外すれば，可動域で運動できる 上肢・下肢：挙上できない（ベッド上で水平運動のみ）	
1 (1/5)	筋収縮はみられるが，肘関節あるいは膝関節の動きがみられない 上下肢：筋収縮のみ	
0 (0/5)	筋収縮もみられない （完全麻痺）	

● 障害部位により麻痺を分類する（図2）．

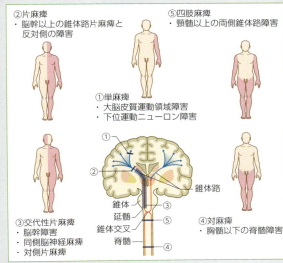

■図2　障害部位と麻痺
（高津咲恵子：麻痺とは．Nursing 2012；32（13）：24．より）

運動機能
運動障害：筋トーヌス（筋緊張）の異常

- 骨格筋は完全に力を抜いたときでも多少の収縮があり，一定の張りが保たれている．
- 障害部位により，強直性・弛緩性麻痺に分かれる．

方法
- 手，肘，膝，足関節などに他動運動を加え，抵抗の強さと可動域を観察する（図1）．
  ① 肘を固定し，手首を持ち，肘関節を伸展・屈曲させる．
  ② 仰臥位にて膝と股関節を伸展・屈曲させる．

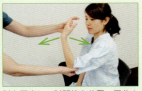 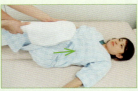

肘を固定し，肘関節を伸展・屈曲させる．　　仰臥位で膝と股関節を伸展・屈曲させる．

図1　筋トーヌスの確認方法

アセスメント
《正常》
- 一定の緊張を保って伸展・屈曲ができる．

《異常》
- 伸展・屈曲させるときに最後まで一様に抵抗があるときは，強直性麻痺（筋トーヌス亢進）とする．
- 伸展・屈曲の途中まで抵抗があるが，途中から急に抵抗がなくなるときは，痙性麻痺（筋トーヌス亢進）とする．
- 伸展・屈曲いずれも抵抗がない，または減弱しているときは，弛緩性麻痺（筋トーヌス低下）とする．

反射
生理的反射

- 反射は刺激によって引き起こされる不随意の運動，筋収縮である．
- 反射の種類は多くあるが，なかでも腱伸張反射や病的反射は運動ニューロン障害の判断に有用である（表1）．

■表1　反射の種類

種類		例
生理的反射	深部反射	腱伸張反射（上腕二頭筋腱反射，膝蓋腱反射，アキレス腱反射など）
	表在反射	角膜反射，咽頭反射，腹壁反射，睾丸挙上反射，肛門反射
	自律神経反射	膀胱反射，直腸反射，咳反射，唾液分泌反射
病的反射		バビンスキー反射（チャドック反射），ホフマン反射，トレムナー反射など

- 通常ある反射が，障害により亢進または消失・減弱する．

腱伸張反射

方法

《上腕二頭筋腱反射（図1）》
① 片腕をやや内側に曲げてもらう．
② 上腕二頭筋の腱を母指または示指で押さえる．
③ 腱を真上から叩くように，検者の指をハンマーで叩く．

《膝蓋腱反射（図2）》
① 片膝を立てて膝を組んでもらう．
② 膝蓋腱を指で確認し，その部位を直接ハンマーで叩く．

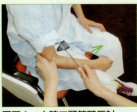

■図1　上腕二頭筋腱反射
腱を真上から叩くように，検者の指をハンマーで叩く．

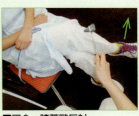

■図2　膝蓋腱反射
膝蓋腱を確認し，直接ハンマーで叩く．

方法

《アキレス腱反射（図3）》
① 下肢を軽度外転させ，膝関節を屈曲させる．
② 足の裏を持ち，足関節を背屈させ力を抜いてもらう．
③ アキレス腱を直接ハンマーで叩く．

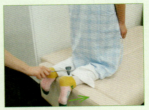

■図3　アキレス腱反射
アキレス腱を直接ハンマーで叩く．

アセスメント

《正常》
- 前腕，下腿，足が各々適度に屈曲する．

《異常》
- 上位運動ニューロンの障害では腱伸張反射は亢進する．
- 神経根や反射弓（感覚神経，下位運動ニューロン，筋・神経接合部）の障害では腱伸張反射は減弱・消失する（表2）．

■表2　腱伸張反射の減弱・消失の原因

反射	神経根のレベル	反射弓の障害部位		
		感覚神経	下位運動ニューロン	筋・神経接合部
下顎反射	橋	三叉神経	三叉神経運動枝	咬筋
上腕二頭筋腱反射	頸髄	筋皮神経	C5,（C6）	上腕二頭筋
上腕三頭筋腱反射		橈骨神経	C6,（C7,C8）	上腕三頭筋
橈骨反射			C5,（C6）	腕橈骨筋
膝蓋腱反射	腰髄	大腿神経	L2,L3,L4	大腿四頭筋
アキレス腱反射	腰髄, 仙髄	脛骨神経	L5,S1,S2	大腿三頭筋

■病的反射

- 病的反射は正常では出現せず，上位運動ニューロンが障害されたときに出現する．

方法
《バビンスキー反射（図4）》
- 反射中枢L4〜S1障害時に出現する．
①足底を外側から棒などでこすりあげる．
②先端で内側へ曲げる．

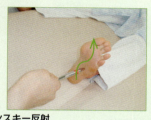

■図4　バビンスキー反射
足底を外側から棒などでこすりあげる．母趾の背屈，指間の開大があれば陽性．

《チャドック反射（図5）》
- バビンスキー反射の一つ，反射中枢L4〜S1障害時に出現する．
①外果を後ろから前にこする．

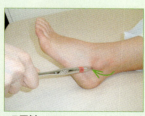

■図5　チャドック反射
外果を後ろから前にこする．母趾の背屈，指間の開大があれば陽性．

方法

《ホフマン反射（図6）》
- 反射中枢C8〜T1障害時に出現する.
① 中指の爪を弾く.

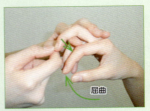

■図6　ホフマン反射
患者の中指の爪の部分を検者の指で内側に屈曲するように弾く.
母指が瞬間的に屈曲すれば陽性.

《トレムナー反射（図7）》
- 反射中枢C6〜T1障害時に出現する.
① 中指の腹側を弾く.

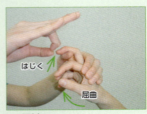

■図7　トレムナー反射
患者の中指を背屈気味にし, 指で弾く.
瞬間的に母指と示指がくっつき合おうとすれば陽性.

アセスメント

《正常》
- **バビンスキー反射**：母趾は底屈する（底屈しないこともある）.
- **その他**：変化しない.

《異常》
- **バビンスキー反射, チャドック反射**：母趾の背屈, 指間が開大する.
- **ホフマン反射, トレムナー反射**：母指が屈曲（内転）する.

小脳機能
運動失調

- 小脳はなめらかで適切な運動を調整している.
- 小脳の障害では,運動麻痺がないにもかかわらず,四肢・体幹などの協調運動障害がみられ,小脳失調,運動失調とよばれる.

■ 指鼻指試験(図1)

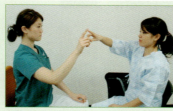
患者の鼻と検者の指を交互に触ってもらう.

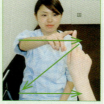
「Z」の文字に指を動かす.

■図1 指鼻指試験

① 患者の指で患者の鼻と検者の指を交互に触ってもらう.
② 検者は,「Z」の文字になるよう左上→右上→左下→右下に指を動かす.
③ 振戦の出現,患者の鼻先や検者の指に触れることができるかを確認する.

《正常》
- 振戦の出現がなく,患者の鼻先や検者の指(目標)に触れることができる.

《異常》
- 動きがこまぎれになる.
- 目標に近づくと振戦が大きくなる.
- 目標を指が越えてしまう.
- 目標に触れることができない.

■膝踵試験（図2）

方法

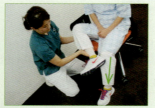

■図2　膝踵試験
自分で膝を叩いたのち，対側の足のすねに沿って踵を下に滑らせる．手本を見せた後，自分でやってもらう．

① 踵を対側の膝の上に乗せ，膝を叩いた後，対側の足のすねに沿って真っすぐ下に足首まで踵を滑らせる．手本を見せた後，患者に行ってもらう．
② この動作を2回繰り返す．

アセスメント

《正常》
- 正確かつスムーズに膝を叩ける．
- 踵を対側の足のすねに沿ってスムーズにまっすぐ移動できる．

《異常》
- 膝を叩けない，膝からはずれる．
- 動きがスムーズでない．
- 踵を対側の足のすねに沿ってまっすぐに移動できない，軌跡が揺れる．

知覚機能
表在知覚：触覚・痛覚

- 感覚は体性感覚，内臓感覚，特殊感覚に分けられるが，主に体性感覚を確認する（p.82〜83参照）．

方法
① 閉眼してもらい，顔面，四肢，体幹を触る．
② 触覚が鈍い場合は，安全ピンなどで痛み刺激を与え，痛覚の有無を確認する．

アセスメント

《正常》
- 触覚がある．

《異常》
- 障害される部位によって，感覚障害の出現する部位も異なる（図1）．

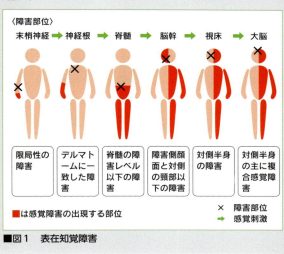

■図1　表在知覚障害

知覚機能
深部知覚：ロンベルグ徴候

- 脊髄後索の障害で運動覚，位置覚が障害される．

方法
①立位にて開眼時と閉眼時で体のふらつきを確認する．

アセスメント

《正常》
- 開眼時，閉眼時ともにふらつきを生じない．

《異常》
- 開眼時にはふらつきを生じないが，閉眼すると5秒以内にふらつきが生じる，またはふらつきが顕著となる．
- 開眼時もふらつくのは小脳失調症状である．

髄膜刺激症状

- くも膜下出血や髄膜炎など,出血や感染によって髄膜が刺激されたときにみられる症状.

■項部硬直・ブルジンスキー徴候

方法
- 仰臥位で顎を胸につけるように頭部を前屈させる.

アセスメント

《正常》
- 抵抗や疼痛がなく頭部が前屈し,他に症状も出ない.

《異常》
- 頭部を前屈させると,抵抗がある,疼痛を訴える,肩が同時に挙上する(項部硬直:図1).

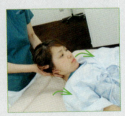

■図1 項部硬直

- 仰臥位で頭部を前屈させると股関節と膝関節が屈曲する(ブルジンスキー徴候:図2).

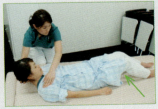

■図2 ブルジンスキー徴候

■ケルニッヒ徴候

方法
- 仰臥位の状態で,股関節と膝関節を90°に屈曲した位置から,股関節はそのままで膝関節を伸展させる.

アセスメント
《正常》
- 膝を135°以上,疼痛や抵抗なく伸展できる.

《異常》
- 抵抗により膝を135°以上伸展できない(**図3**).

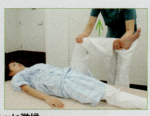

■図3　ケルニッヒ徴候

4 消化器, その他

- 解剖と機能
- フィジカルイグザミネーション&アセスメントに必要な手順
- 臨床におけるフィジカルイグザミネーション&アセスメントの実践

解剖と機能

- 腹部は横隔膜直下から骨盤底までの全体を指す．この境界内に納まっている臓器には，胃，小腸，大腸といった消化管や，尿管，膀胱，尿道，女性生殖器といった管腔臓器のほか，肝臓，膵臓，脾臓，腎臓，副腎などの実質臓器，およびこれらの臓器を養う血管やリンパ管がある．

腹腔内臓器の解剖

《腹膜腔（腹腔），後腹膜（図1）》

- 腹部は「腹膜腔（腹腔）」と腹膜腔の外側である「後腹膜」に分けられる．
- 腹膜腔は横隔膜下から骨盤上部までの腹部内腔を指す．腹膜に包まれた少量の漿液を含む閉鎖された空間であり，ほとんどの腹部臓器はここに納まる．
- 後腹膜は腹膜腔の背側，腹膜の後壁との間の腔を指し，腎臓や脾臓，副腎，腸の一部などの臓器が存在する．
- 胎生期の発生過程の結果，腹膜は二重の膜（腸間膜），ある

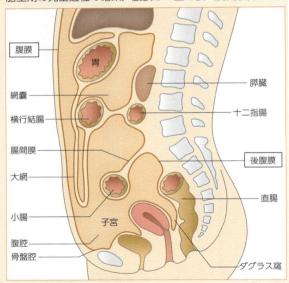

■図1　腹膜腔と後腹膜の解剖（女性）
（渡邊五朗，宗村美江子編：消化器看護ケアマニュアル．中山書店；2014. p.2. より）

腹腔内臓器の解剖

いは四重の膜（大網・小網）となって大部分の臓器の周囲を覆い，後腹壁に付着している．

- 胃から大腸に至る臓器は，腸間膜で体壁に固定されており，胃，小腸，横行結腸，S状結腸など，さかんな蠕動運動が必要とされる可動性の高い臓器と，十二指腸遠位部，上行結腸，下行結腸など，後腹膜に固定されている臓器に大別される．前者を腹腔内器官，後者を後腹膜器官という．

《胃，小腸，大腸（図2）》

- 胃は食道と十二指腸をつなぐ約25cmの長さの器官で，食道との境界部に噴門，十二指腸との境界部に幽門がある．
- 小腸は胃と大腸を結ぶ長さ6～7mの細長い器官で，十二指腸，空腸，回腸からなる．
- 十二指腸は幽門輪を越えた十二指腸球部からトライツ（Treitz）靱帯までの部分で，球部，下行部，水平部，上行

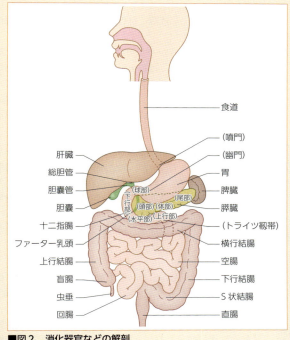

■図2　消化器官などの解剖

腹腔内臓器の解剖

部の4つに分けられ，膵頭部を囲むようなC字型をしている．下行部は膵頭部と密着しており，中央には総胆管と膵管が合流するファーター乳頭が開口し，胆汁や膵液を流出している．
- 十二指腸以外の小腸の上部2/5を空腸，下部3/5を回腸というが，その境界は明らかではない．
- 大腸は小腸と肛門を結ぶ約1.5mの管状の器官で，盲腸，上行結腸，横行結腸，下行結腸，S状結腸，直腸からなる．
- 虫垂の位置は多様であるが，通常は盲腸の後ろ側でこれにつながっている．虫垂の基部は右上前腸骨棘と臍とを結ぶ斜めの線の1/3の点（マックバーニー〔McBurney〕点）の深部にあたり，虫垂炎診断時の観察ポイントとなる．

《肝臓，胆嚢，膵臓，脾臓（図2）》
- 肝臓は右横隔膜直下に位置し，成人の重量は1,200〜1,500gである．人体で最も大きい臓器で，上腹部の右側を大きく占めている．
- 胆嚢は肝臓下面の胆嚢窩に付着し，胆嚢管により総胆管に合流している．
- 膵臓は，おおよそ12〜15cmの長さで，頭部，体部，尾部の3つに分けられる．胃の後面に位置し，十二指腸から脾臓までの間を身体の中央線よりもやや左側に横走している．
- 脾臓は左上腹部に位置し，胃の後面で上部は横隔膜に接し，内側は左の腎臓と接している．肋骨の下にあるため通常は体表から触れることはできない．

腹腔内臓器を養う血管

- 腸間膜を形成する2枚の腹膜の間には，腹腔臓器に分布する血管と神経が走っているが，腹大動脈や下大静脈は後腹膜に張り付くように固定されている．これらの大血管を除いた腹部の各臓器を栄養する血管やリンパ管などは，すべて腹膜のなかを通っている．腹部の基本血管を**図3**に示す．
- 心臓から出た下行大動脈は，横隔膜の大動脈裂孔を下行し腹大動脈になる．

《消化管や肝臓，胆嚢，膵臓，脾臓を養う血管》
- 腹部臓器のなかでも，口から肛門までの消化管や肝臓，胆嚢，膵臓，および脾臓は全て，腹大動脈の支流である腹腔動脈，上腸間膜動脈，下腸間膜動脈の3本によって栄養される．
- 腹腔動脈は，腹大動脈からの分岐直後に総肝動脈，左胃動脈，脾動脈に再び枝分かれし，肝臓，胆嚢，胃，脾臓，膵臓と

腹腔内臓器を養う血管

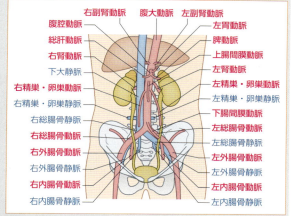

■図3　腹部の基本血管

十二指腸の一部を養う．
- 残りの膵臓と十二指腸の一部，空腸，回腸，結腸は，上腸間膜動脈と下腸間膜動脈によって栄養される．
- 上記の臓器からの静脈血は，門脈を経由して肝臓に集められ，肝臓での代謝と解毒を経たうえで，肝静脈から下大静脈へと流れ込む．

《泌尿器系臓器，副腎および生殖器を養う血管》
- 腎臓，尿管，膀胱，尿道からなる泌尿器系臓器と，副腎および生殖器を養う動脈は，左右対称性に腹大動脈から直接分岐する．
- 上腸間膜動脈分岐部の直上には，腹腔動脈，脾動脈，さらに上に副腎動脈が分岐する．
- 腹大動脈は，第4腰椎（臍の高さ）で左右の総腸骨動脈に分岐し，内腸骨動脈と外腸骨動脈へと分かれて，続いてそれぞれ臀部や骨盤腔内，下肢を栄養する．
- 静脈系は，これらの動脈に寄りそうように末梢から外腸骨静脈もしくは内腸骨静脈→総腸骨静脈→下大静脈へと静脈血を集める．
- 腎臓内で処理が行われた静脈血は，肝臓を経由しないで腎静脈から下大静脈に直接流入する．同様に，精巣・卵巣静脈も下大静脈へと直接合流する．

消化管の機能

- 口腔から食道,胃,小腸,大腸を経て肛門に至る器官は消化管とよばれ,独自の収縮運動を有し,食物摂取と消化・吸収,排泄といった重要な生命活動機能を分担している.
- 食物の消化は,口腔内での咀嚼による機械的消化と,分子レベルの分解や結合による化学的消化により行われる.
- 化学的消化では唾液や胃液などのほか,肝臓・胆嚢・膵臓から分泌される酵素を含んだ消化液が重要な働きをしている.
- 消化にかかわる器官のうち,口から肛門に至る消化管に対して,肝臓,胆嚢,膵臓,唾液線をまとめて消化腺という.

《消化管の機能》

- 摂取された食塊は,食道から胃,小腸,大腸へと送られる.この移送は消化管に存在する平滑筋の規則正しい収縮運動(蠕動運動)による.
- 胃や結腸,小腸の大部分など,さかんな蠕動運動が必要とされる部位は,ゆとりをもって後腹膜につながり,周囲を完全に腹膜に囲まれ,蠕動運動に適した構造になっている.
- 消化を行うのに必要とされる各部位からの分泌液は,口腔内では唾液,胃内では胃液,十二指腸では胆汁と膵液,小腸では腸液,大腸では大腸液がある.
- 胃では1日に約2〜2.5Lの胃液が分泌される.食物が胃のなかに入ると蠕動運動により胃液と混ぜ合わされ,2〜3時間ほど留まり,徐々に十二指腸に排出される.
- 十二指腸の粘膜下にはブルンネル腺とよばれる粘液線があり,重炭酸を中心とするアルカリ性の液を分泌し,胃酸の中和を行う.
- 1日に分泌される膵液は1〜1.5Lで,pH7.0〜8.5のアルカリ性に保たれている.アルカリ性であることで,十二指腸へ食物とともに流入してくる胃酸を中和して膵酵素の活性を促し,消化を進行させる役割を果たす.
- 消化液のうち,脂肪の消化を担う胆汁は肝臓でつくられ,総胆管を経てファーター乳頭から十二指腸に分泌される.余分な胆汁は胆嚢で濃縮されて一時的に貯蔵される.
- 小腸では,3大栄養素である炭水化物(糖質),蛋白質,脂肪(脂質)が,種々の消化酵素により加水分解され,吸収される.同時に水やビタミンも吸収される.
- 大腸でも水分吸収が行われる.

消化管の機能

- 最終的に吸収されなかった食物残渣と腸内細菌やその死骸などは，便塊として直腸に入る．
- 肝臓は，糖質・蛋白・脂質代謝に関与し，毒物や薬物の解毒と排泄においても重要な役割を果たしている．
- 体内で産生される代謝産物，毒物や薬物は，肝臓で酸化，還元，抱合され，胆汁中あるいは尿中に排泄される．
- 膵臓は，肝臓とともに消化器系に付属する消化腺の一つで，消化にかかわる酵素などの膵液を分泌する外分泌腺と，糖代謝にかかわるインスリンやグルカゴンなどのホルモンを分泌する内分泌腺からなる．外分泌腺からは蛋白や糖質，脂質の分解に必要な種々の酵素が含まれた膵液が生成され，総胆管に開口する膵管を通って十二指腸に分泌される．
- 脾臓は生体の防御機能を担うリンパ性器官に分類され，リンパ球を産生して免疫系の調整を行うとともに血液を濾過する働きをもつ．血液中の濾過した赤血球は脾臓内で分解され，貯蔵あるいは排泄される．

解剖と機能

■フィジカルイグザミネーション&アセスメントに必要な手順
手順

- 腹部のフィジカルイグザミネーションは,①問診→②視診→③聴診→④打診→⑤触診の順で行う.
- 腹部に刺激を与えると腸蠕動音が増強することがあり臨床所見が確認しづらくなるため,聴診前に触診や打診は行わない.
- 痛みがある部位は観察を最後に行う.
- 患者の肌に直接触れる聴診器や手は温めておき,患者の右側に立ち患者の表情を確認しながら行う.
- 腹壁の緊張をとるために患者の両膝を軽く曲げ,口で呼吸をしてもらうとよい.

視診
- **皮膚の状態**:皮膚の色と色素沈着,瘢痕,皮膚線条,皮下出血,静脈の怒張,その他(皮膚病変,損傷)など.
- **腹部の輪郭・形状の観察**.
- **腹部表面の動き**:腹大動脈の拍動と腸蠕動を観察する.
- **腹囲計測**.

聴診
- **腸蠕動音**:腹部のどこか1か所に聴診器の膜面を軽くあて,聴こえてくる腸蠕動音を数える(1分間).
- **動脈の血流音**:動脈の部位(7か所)の血流音を確認する.
- **腹膜摩擦音**:右肋骨弓下などを聴診し,確認する.
- **振水音**:聴診器を腹部にあてながら,側腹部を揺すり,確認する.

打診
- **腹部の鼓音・濁音**：腹壁全体を軽打診する．まんべんなく観察するために，打診順を決めておく．
- **肝臓・脾臓の腫大**：肝臓・脾臓の上縁と下縁を確認し，その幅を計測する．
- **腹水**：側腹部から背部にかけて，濁音が聞かれたときは，その境界部にマーキングする．
- **肝臓・脾臓・腎臓の叩打痛**：肝臓は右肋骨弓部，脾臓はトラウベの三角形，腎臓は肋骨脊柱角を打診し，確認する．

触診
腹壁の緊張や硬直，表在性・深部の腫瘤・圧痛．
- **浅い触診**：腹壁の緊張（筋性防御）や硬直の有無，表在性の腫瘤などを確認する．
- **深い触診**：深部の腫瘤などを確認する．
- **圧痛**：浅い触診と深い触診を行いながら，痛みが起こる部位・程度を観察する．また，限局性圧痛と反動痛（ブルンベルグ徴候）も観察する．
- **肝臓・脾臓の腫大**：肝臓・脾臓の辺縁を触知して腫大を確認する．

手順のアルゴリズム

■フィジカルイグザミネーション＆アセスメントに必要な手順

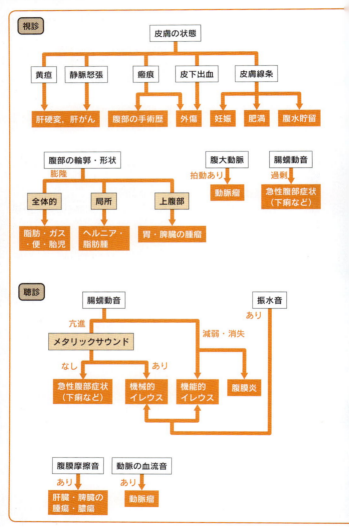

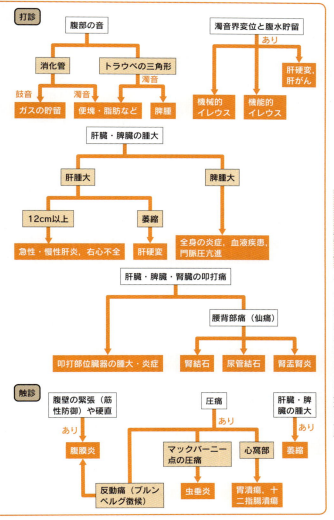

フィジカルイグザミネーション&アセスメントに必要な手順

視診
皮膚の状態,腹部の輪郭・形状,腹部表面の動き

方法
- 仰臥位になってもらい,腹壁の緊張を和らげるために両膝を軽く曲げてもらう.腹部を4つあるいは9つの境界線に分けると観察しやすい(**図1**).

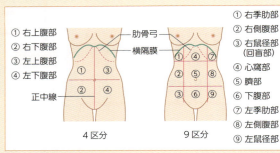

■図1 腹部の区域分け

- **皮膚の状態**:皮膚の色と色素沈着,瘢痕,皮膚線条,皮下出血,静脈の怒張の有無を観察する.
- **腹部の輪郭・形状**:正面から腹部全体の輪郭をみたあと,視線を腹壁の高さまで落として,腹壁側面から胸部〜両大腿部まで全身を見わたすイメージで観察していく.その際,①腹部の左右対称性(平坦,陥没,膨満・膨隆,打撲痕,手術痕,出血斑の有無),②みぞおち部分から恥骨までの輪郭(鼠径ヘルニアの有無),③臍の位置や輪郭(偏りや色調の異常)について観察する.腹部膨満の有無は,胸骨・肋骨の高さと比較するとよい.
- **腹部表面の動き**:腹大動脈の拍動,腸蠕動を観察する.
- **腹囲計測(腹部膨満を認めた場合)**:臍部を通るよう体軸に対し,直角にメジャーをまわし,臍上の長さを計測したあと,臍部の上下5〜10cmの位置における腹囲の最大値を測る(mm単位まで計測する).

アセスメント

《正常》

- **皮膚の状態，腹部の輪郭・形状**：個人差が大きく，肥満により腹部中央や下腹部に脂肪の蓄積がみられたり，るい痩により腹部全体にくぼみがみられたりするなど，体型によってまちまちである．しかし一般的に正常な場合，腹部の皮膚は，色の変化や色素沈着，皮疹などの皮膚病変を認めない．また，輪郭は左右対称で，手術痕や外傷痕以外には，いずれの部位にも膨隆や腫瘤，膨満，不自然な凹凸を認めない．
- **腹部表面の動き**：通常，腹大動脈の拍動，腸蠕動は目視できない．ただし，痩せた体格の患者の場合，正常であっても上腹部の正中線上か正中線より1～2cm左側に，腹大動脈の拍動がみられ，ときには腸の蠕動運動も観察される．
- **腹囲計測**：腹囲は妊娠や肥満，腹水の貯留，腹部の腫瘍などさまざまな原因によって変化する．通常は測定値に大きな変化はみられないが，腹水などの増減に伴い，腹囲の測定値も増減することを念頭において観察する．

《異常》

- **皮膚の状態**：
  - **黄疸や色素沈着**：原因として肝硬変や肝がんなどの肝不全やアジソン病が考えられる．
  - **瘢痕**：腹部の手術歴や外傷の既往が考えられる．
  - **皮膚線条**：細く三日月型の白い線条（皮膚線条）は，妊娠や肥満などで皮膚が急激に伸び，皮膚の線維が切れてしまうことにより生じる生理的なものであるが，腹水貯留や内分泌疾患であるクッシング症候群によっても起こる．
  - **皮下出血**：外傷によるものが疑われる．ただし，臍周囲が暗赤色となるカレン徴候，側腹部が暗赤色となるグレイ・ターナー徴候などでは急性膵炎を疑う．
  - **静脈の怒張**：大動脈閉塞などによって認められるが，特に肝不全により門脈圧が亢進し，静脈のバイパス化（側副血行路形成）

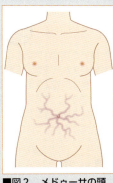

■図2　メドゥーサの頭（門脈圧亢進による）

アセスメント

が起こっている場合には，腹壁にいわゆる「メドゥーサの頭」といわれる皮下静脈の怒張がみられることもある（**図2**）．

- **腹部の輪郭・形状**：
  - **全体的な膨らみ**：①脂肪（fat），②ガス（flatus：腸ガス），③腹水（fluid），④便（feces），⑤腫瘍（fibroma），⑥胎児（fetus）のいわゆる「6つのF」のいずれかが原因として考えられる．
  - **全体的な扁平・凹み，または立ち上がり時の下腹部の膨隆**：栄養障害による病的な痩せ，あるいは拒食症による症状と考えることができる．
  - **局所的な膨らみ**：膨らんでいる部位によって腹壁（臍・鼠径）ヘルニアや脂肪腫などの皮下腫瘍の存在が疑われる．肥満や腹水貯留，妊娠によって腹直筋離開が起こることもあるが，腹直筋離開やヘルニアは，患者に頭を挙上してもらい腹壁を緊張させるとよりわかりやすい．上腹部の膨らみは大動脈瘤，胃や脾臓の腫瘍，肝臓・脾臓・腎臓の増大などが考えられ，下腹部の膨らみは膀胱・子宮の増大，卵巣・盲腸・Ｓ状結腸の腫瘤などが考えられる．
  - **腹部表面の動き**：過剰な蠕動運動や腹大動脈の拍動がみられる場合は，急性腹部症状や腹部大動脈瘤の存在が疑われる．
  - **腹囲計測**：測定値が増加した場合は，腹水などの貯留が疑われる．

エキスパートはここをみる！

腹部の視診は問診をしながら行う．例えば，視診により腹部に瘢痕が観察された場合，それが手術や外傷の既往によるものかどうかについて患者に確認すれば，最初の問診で聞き逃していても情報を得ることができる．この問診と視診の結果を統合し，次に行う聴診，打診，触診により，何をどのようにみていくのかを判断する．

落とし穴　痩せた患者の場合，心窩部から臍上部のあたりで，視診による腹大動脈の拍動が観察される場合がある．緊急性の高い腹部大動脈瘤と勘違いしないように注意する必要がある．

聴診
腸蠕動音，動脈の血流音，腹膜摩擦音・振水音

方法

- 患者に仰臥位になってもらう．腹部を4つあるいは9つの境界線に分けて（p.134参照），聴診していく．
- **腸蠕動音**：液状物やガスが腸管内を通過する際に鳴る音である．通常は聴診器をあてて10～20秒すると聞こえてくる．聴診器の膜面を腹部の1か所（聴診部位は問わない）に軽くあて，1分間に聞こえてくる蠕動音を数える．聴診は1か所で十分であり，何か所も聞く必要はない．
- **動脈の血流音**：聴診部位は，腹大動脈，左右の腎動脈，左右の総腸骨動脈，左右の大腿動脈の計7か所で（図1），その直上に聴診器をあてて聴診する．血管雑音は低調性であるため，ベル面のほうが聴取しやすい．左右の腎動脈音は，聴診器を臍の上3～5cmと，その左右3～5cmにあてて聴取する．腹大動脈と腎動脈は深い部位にあるので，手掌全体で聴診器をやや強めに押しあてるようにして聴診する．逆に大腿動脈は浅い部位にあるため，強く押しあてると雑音が生じる場合があるので，圧迫しすぎないようにする．

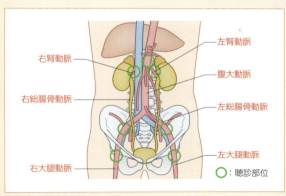

■図1　聴診部位（7か所）

- **腹膜摩擦音・振水音**：炎症や閉塞による異常音の有無を確認する．患者に深呼吸を促しながら右肋骨弓下や左腋窩線上を聴診し，皮革が擦れ合うような音である腹膜摩擦音がないか

方法

を聴診する．また，聴診器を腹部にあてながら両手で側腹部を強く揺すり，水がチャプチャプと跳ねるような音である振水音がないかを聴診する（図2）．

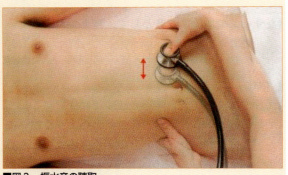

■図2　振水音の聴取
両手で体幹を左右に大きく，強く揺する．痛みを伴う場合には，この方法による聴診は慎重に行うこと．

アセスメント

《正常》
- **腸蠕動音**：5～15秒に1回の割合で不規則的に軟らかい音が聞こえる．
- **動脈の血流音**：血管雑音はほとんど聴取されない．
- **腹膜摩擦音・振水音**：聴取されない．

《異常》
- **腸蠕動音**：
  - **腸蠕動亢進**：1分間に30回以上の割合で聞こえるようなら腸蠕動亢進である．大腸炎など下痢を呈する疾患や機械的イレウス（閉塞性イレウス・絞扼性イレウス）の可能性がある．
  - **蠕動音減弱・消失**：反対に1分間経っても聞こえない場合には蠕動音減弱であり，5分以上経っても全く聞こえない場合は蠕動音消失と判断する．機能的イレウス（麻痺性イレウス）や腹膜炎の可能性も考えられ，その場合の緊急性は高い．
  - **閉塞性イレウス**：狭窄部をガスや貯留液が通過するときに，メタリックサウンド（メタ音）とよばれる金属性の「キン，キン」といった高ピッチの腸蠕動音が聞かれることが

アセスメント

ある．あわせて，断続的な疼痛が認められれば，腸管狭窄や閉塞性イレウスの可能性が高い．

- **動脈の血流音**：血管雑音は，拍動に伴って「ズッ，ズッ」と聞こえる音である．「ビュイビュイ」といった血管雑音（ブルイ：bruit）が聞かれれば，動脈瘤や血管の閉塞性疾患などが疑われ，臍周囲で比較的やわらかい連続性の静脈性雑音（ハム：venous hum）が聞かれる場合は門脈圧亢進が疑われる．収縮期および拡張期のいずれでも血管雑音が聴取される場合は，その血管の部分閉塞や血管不全による血液の乱入が示唆される．高血圧の患者では，心窩部と左右上腹部でも雑音を聴取できる．腎動脈領域で雑音が聞かれる場合は，腎動脈狭窄の可能性があり，腹大動脈上で雑音が聞かれる場合は大動脈瘤の可能性がある．この場合の緊急度は高い．
- **腹膜摩擦音・振水音**：肝臓や脾臓に腫瘍や膿瘍などがある場合には，腹膜摩擦音が聴取されることがある．また，振水音はイレウスの際に認められる異常音である．

エキスパートはここをみる！

腹部の聴診で異常所見を確認した場合，なかには重篤な疾患で緊急度が高い絞扼性イレウスや，腹部大動脈瘤といった疾患を疑うべき症例もあるが，判断材料を1つの所見に頼ってはいけない．例えば，血管雑音が聴取されるときに，いつも腹部大動脈瘤などの疾患があるとは限らないし，痩せている人の場合には，異常がなくても腹部の腸蠕動音の聴診時に血管雑音が聞こえることもある．そのため，異常所見を1つ確認した場合には，患者の体型やバイタルサイン，ほかの検査所見などと統合してアセスメントするようにする．全身状態との関連性，自覚症状，他覚所見，バイタルサイン，検査結果，既往歴などと合わせて判断することが重要である．

打診
腹部の鼓音・濁音，肝臓・脾臓の腫大，腹水，肝臓・脾臓・腎臓の叩打痛

方法
- 仰臥位になってもらい，腹部の緊張を和らげるために膝を軽く曲げてもらう．
- 検者と患者の右側方までの距離が20cm程度となるように，検者側に寄ってもらう．
- 腹部を4領域あるいは9領域に分けて（p.134参照）打診し，異常所見を確認していく．
- 決められた打診の順番はないが，右上腹部からS字状に打診するなど順番を決めて行うと，広い腹部をまんべんなく観察でき，全体を把握しやすい（図1）．

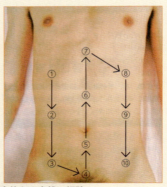

■図1　腹部全体をS字状に打診
決められた打診の順番はないが，広い腹部をまんべんなく観察できるよう順番を決めて行うとよい．

- **腹部の音**：利き手でないほうの遠位指節関節（末節骨と中節骨をつなぐ関節）を，腹壁が少しへこむ程度に密着させ，利き手の第3指を垂直にし，「トントン」と2回叩く．叩いたとき，すぐに指を離さず，遠位指節関節に少し接触している時間があると音がよく響く．利き手ではないほうの指と利き手は直交していたほうがよい（図2）．
  - **鼓音・濁音**：腹部を打診すると，太鼓のような音である鼓

方法

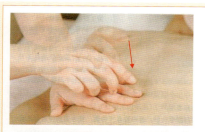

リズミカルに2〜3回打つ.打診指の指尖部を垂直に下ろすのがポイント.

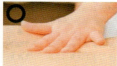
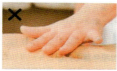

左（良い例）：利き手でないほうの手の遠位指節間関節を腹部が少しへこむ程度に密着させる.
右（悪い例）：腹部にあてているだけで，密着させていない.

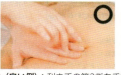
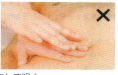

左（良い例）：利き手の第3指を垂直にして叩く.
右（悪い例）：指が伸びた状態で，垂直になっていない.

■図2　打診の仕方

音あるいは鋭い音である濁音の2種類の音が聴こえる．この2つの違いを目安に，音の種類と部位から正常や異常を判断していく．

- **肝臓の腫大**：肝臓の大きさを確認する（図3）．①横隔膜の呼吸性の変動をとめるために，息を十分に吸い込んだ状態（最大吸気位）で呼吸をとめてもらい，右鎖骨中線を上から腹部方向へ打診していくと，打診音が肺を示す共鳴音の領域から濁音に変わる場所がある．この位置が肝臓の上縁（肺と肝臓の境界）であり，マーキングをする．②続いて，再び最大吸気位で息を止めてもらう．右鎖骨中線上を下から頭部方向へ打診していくと，鼓音から濁音に変わる場所がある．この位置が肝臓の下縁（消化管と肝臓の境界）であり，マーキングをする．③マーキングをした2点（上縁と下縁）の長さ

方法 を測定する．

■図3 肝縦径の同定
a：上縁の同定とマーキング：鎖骨中線上を上から下に向かって打診したとき，共鳴音から濁音に変わる部位（上縁）にマーキングする．**b：下縁の同定とマーキング**：鎖骨中線上を下から上に向かって打診したとき，鼓音から濁音に変わる部位（下縁）にマーキングする．**c：縦径の測定**：a，bでマーキングした2点の長さ（縦径）を測定する．

- **脾臓の腫大**：脾臓の大きさの確認は，トラウベの三角形（左の前腋窩線と第6肋骨，および肋骨弓に囲まれた部位）を打診し，その音の性状をみる（図4）．

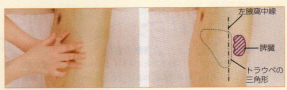

■図4 脾臓部位の打診
左腋窩中線上に沿って打診する．共鳴音から濁音，濁音から鼓音に変わる部位をマーキングする．2点間の長さが7cm程度なら脾腫は否定的，7cm以上なら脾腫の疑いがあるため，さらに触診で確認する．

- **腹水**：①仰臥位のまま，臍中央部から側腹部にかけて打診していく．②濁音が聞こえたときは，鼓音から濁音に変る境界にマーキングする．③患者の体位を側臥位に変え，同じように境界をマーキングする．仰臥位でのマーキングの位置と，側臥位でのマーキングの位置が変化していれば，腹水の存在を示している．（図5）．
  - **波動**：波動の伝わりかたで腹水の有無をみることもできる．片側の側腹部に手のひらをあて，もう一方の手で反対側の腹壁をトントンと軽く叩く．患者自身に腹部の中央を自分の手で押さえてもらい，皮膚を伝わる振動を遮断しておく．

方法

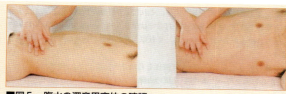

■図5　腹水の濁音界変位の確認
①仰臥位の状態で，臍中央部から側腹部にかけて，両側とも間接指打診を行う．鼓音から濁音に変わる部位にマーキングする．
②側臥位でも同様にマーキングする．
③仰臥位でのマーキングの位置と，側臥位でのマーキングの位置が変化していれば，腹水の存在を示している．

- **肝臓・脾臓・腎臓の叩打痛**：利き手で握りこぶしをつくり，もう一方の手で叩打部位を押さえ，その手を利き手でトンと叩く．その際，患者に痛みの有無を確認する．叩く部位は，肝臓が右肋骨弓部，脾臓がトラウベの三角形，腎臓が肋骨脊柱角である（図6）．

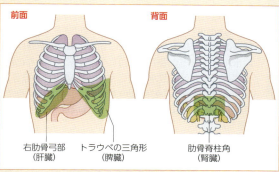

前面　　背面

右肋骨弓部　トラウベの三角形　　肋骨脊柱角
（肝臓）　　（脾臓）　　　　　　（腎臓）

■図6　肝臓・脾臓・腎臓の叩打痛を認める部位

アセスメント

《正常》
- **腹部の音**：胃や腸管などの管腔臓器では鼓音が聞かれる．これは管腔臓器では体壁近くにガスを含んだ消化管が存在しているためで，通常は腹部の大部分では鼓音が聴かれる．ただし，便塊がたまっている部位や，膀胱に尿が充満している場合には恥骨上部で濁音が聴こえるため，腫瘍などの異常所見と間違えないようにする．一方，肝臓や脾臓，膵臓などの実質臓器では濁音が聞かれる．

アセスメント
- **肝臓の腫大**：肝臓の形状と位置には個人差が大きいものの，打診で推定した肝臓の領域（上縁と下縁の間）の幅が鎖骨中線上で6〜12cmであれば正常である（男性で10cm程度，女性で8cm程度）．
- **脾臓の腫大**：打診の結果，音の性状が鼓音なら脾腫は否定的である．
- **腹水**：腹水がない場合は鼓音となる．
  - 波動：波動は感じられない．
- **肝臓・脾臓・腎臓の叩打痛**：叩打しても痛みを訴えない．

《異常》

　腹部の音：腹水や腫瘍があると，濁音が聞こえる．また，イレウスがある場合，先述した聴診によって（p.137参照）おおよその鑑別ができるが，さらに打診でガスの貯留を示す鼓音が聴取される．
- **肝臓の腫大**：肝臓の領域の幅が鎖骨中線上で12cm以上に拡大がみられる場合は，急性あるいは慢性肝炎，肝腫瘍，右心不全の疑いがある．
- 幅が6cm未満に萎縮している場合は肝硬変が推測される．
- **脾臓の腫大**：打診で濁音が聴取された場合は脾腫が疑われる．
- **腹水**：水は重力で背中側に回るため，腹水があると腹水のある周辺部は濁音，腹水のない腹部の中央付近は鼓音となる．腹水とともに濁音の聴取部位は低いほうへ移動するため，仰臥位と側臥位でマーキング位置が変わる場合，腹水を認める（図5）．
  - **波動**：打診していない側にあてた手に，波動が感じられれば腹水があると判断できる．臓器間の隙間が腹水で埋められていれば腹水を介して波動が直接伝わるからである．
- **肝臓・脾臓・腎臓の叩打痛**：腫大や炎症がある場合，各臓器の体表面上を叩いて振動を与えると，患者は痛みを訴える（これが叩打痛である）．腎結石や尿管結石，腎盂腎炎がある場合，腰背部の仙痛を訴えることが多い．

NOTE

腹部が膨らんでいる場合の打診のポイント

一般的に腹部が膨らむ原因には，①腹水，②脂肪，③ガス（腸管ガス），④便，⑤腫瘍，⑥胎児の6つがあげられる（p.136参照）．

- **腹水**：上記のなかで，身体の向きによって移動するのは腹水のみである．
- **脂肪**：打診音は濁音で，膨らみが局所に固まらず全体的に分布している．
- **ガスや便**：便の前後にはガスが溜まっており，ガスの貯留部分の腸管を打診すると鼓音が，便がある部分では濁音が聞こえる．
- **腫瘍**：多くの場合，腹壁が部分的に盛り上がっている．
- **胎児**：触診で触れるくらいの大きさなら問診で確認する．20週を超えていれば，胎児の動きや心拍が確認できるので鑑別可能である．

エキスパートはここをみる！

- 少量の腹水を正確に判断するためには超音波検査が有効であり，腹水の増減をモニタリングするには腹囲計測や体重測定を定期的に行うことが必要である．
- 肝臓の大きさは体格による個人差が大きく，正常の範囲も幅広い．一度大きさを確認しただけで肥大しているかどうかを判断することは難しいため，肝臓の大きさ自体ではなく，大きさがどのように変化していくかという視点で観察することが重要である．

■**触診**

腹壁の緊張や硬直，表在性・深部の腫瘤・圧痛，肝臓・脾臓の腫大

方法
- 腹部の触診は，腹膜炎などの腹腔内の病的異常を確認する際に有効である．
- 一般的に，患者が腹部膨満や腹痛を訴えるときに行う．
- 腹部を4つあるいは9つの領域に分け（p.134参照），それぞれの箇所をまんべんなく触診する．
- 同時に，患者に苦痛や痛みの表情があるかどうかを観察する．疼痛があれば，その部位は最後に観察を行う．触診には浅い触診と深い触診の2つの方法がある．
- **浅い触診**：利き手の指をそろえて，指の腹から指の付け根全体で腹壁をごく軽く触診していく（図1）．

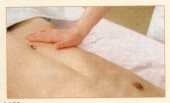

■図1　浅い触診
手指全体をあてて，ごく軽く触診する．

- **深い触診**：利き手の上にもう一方の手を重ねて腹部を圧迫し，両手を引くようにしながら深部の触診をする（図2）．これは双手触診という方法で，上に添えた手は腹壁を押すことに専念し，下にした利き手で腹部の奥深くの状態を慎重に探る．

方法

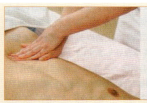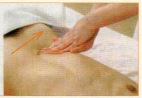

■図2　深い触診
利き手を下にして手を重ね，腹部を圧迫し，両手を引くようにする．

- **腹壁の緊張や硬直，表在性・深部の腫瘤・圧痛**：
  - **浅い触診**：腹壁の緊張（筋性防御）や硬直の有無を観察する．その他，大きな腫瘤や表在性の腫瘤なども，浅い触診で触知される．
  - **深い触診**：臓器の構造や大きさ，緊張度，圧痛の有無はもとより，深部の腫瘤の有無と性状について判断していく．腫瘤を触知した場合は，位置，大きさ，形，可動性，表面の性状，硬さ，圧痛の有無，拍動性や波動性の有無などについて観察を行う．その他，視診と同じように，イレウスや腹直筋離開，腹壁ヘルニア，臍ヘルニア，鼠径ヘルニアの徴候の有無を注意深く確認する．
- **限局性の圧痛・反動痛**：浅い触診と深い触診を行いながら，痛みが起こる部位・程度を観察する．
  - **限局性の圧痛**：示指などを垂直に立てて腹壁を圧迫して触診を行う．
  - **反動痛**：押さえるときよりも押さえた手を離す瞬間に激しい痛みを感じるような場合を指す．反動痛は，炎症があることで振動が腹壁に伝わって痛みを感じるといった腹膜炎の特徴的な症状である（ブルンベルグ徴候：Blumberg sign）．
- **肝臓の腫大**：①患者の右側に立ち，左手で背部から肝臓の下を支えるように支持する．②右手は指をそろえて肋骨弓下にあて，呼気のタイミングに合わせ，腹直筋の外側から肋骨の下に指の腹をくぐらせるようにゆっくり沈める．③次の吸気で横隔膜が下がって腹部が挙上していくのに少し遅れたタイミングで，そろえた指先のほうから徐々に下げていき，指の腹の下で肝臓が降りて行くときにその辺縁をとらえる（**図3**）．

方法

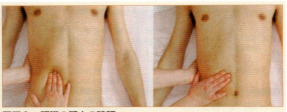

■図3　肝臓の腫大の確認
患者の右側に立ち，背部から左手で肝臓を支えるように支持する．右手は肋骨弓下にあてる．

- **脾臓の腫大**：①まずはトラウベの三角形（p.143参照）を打診する．②濁音が聞かれた場合にのみ，脾腫を疑って触診を行う．触診の際には，患者の右側に立ち，左手を上から背部に回して脾臓の後ろを支持し，右手で触診を行っていく（図4）．肥大した脾臓をうまく触知すると，患者自身が内臓を押されるように感じることも多く，その感じを患者に確認しながら行うと，触知されたかどうかの目安になる．

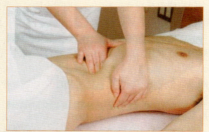

■図4　脾臓の腫大の確認
患者の右側に立ち，左手を上から背部に回して脾臓の後ろを支持し，右手で触診する．

アセスメント

《正常》
- **腹壁の緊張や硬直，表在性・深部の腫瘤・圧痛**：通常は，みられない．
- **限局性の圧痛・反動痛**：通常は，みられない．
- **肝臓の腫大**：肝臓上部の大部分は肋骨の下にあるために触診することはできないが，正常であれば下縁の角ばった感覚と肝実質の軟らかな弾力性のある感覚を得ることができる．
- **脾臓の腫大**：触知されないのが一般的である．

《異常》

- **腹壁の緊張や硬直，表在性・深部の腫瘤・圧痛**：腹壁の緊張や硬直があれば，腹膜炎を疑う．表在性の腫瘤や大きな腫瘤などは浅い触診で触知できる．
- **限局性の圧痛・反動痛**：限局性の圧痛は，胃潰瘍や十二指腸潰瘍では心窩部，肋骨骨折では骨折部位などで生じる．圧痛点の部位によって原因をある程度特定することができる．反動痛は，急性虫垂炎による腹膜炎を呈する場合に多く認められ，虫垂炎の圧痛点であるMcBurney（マックバーニー）点やLanz（ランツ）点を触診する必要がある（**図5**）．反動痛のある部位から離れた場所に痛みがあれば，その場所が病巣である場合が多い．
- **肝臓の腫大**：肝硬変などで肝臓の弾力が失われ実質が硬くなっている場合や，比較的大きな腫瘤がある場合も，部位によっては触診でそれを確かめることができる．脂肪肝や肝炎，肝硬変などの頻度が高い．
- **脾臓の腫大**：触診で判定しやすい．脾臓が腫大する原因はさまざまであり，幅広い疾患を考慮する必要性が高い．

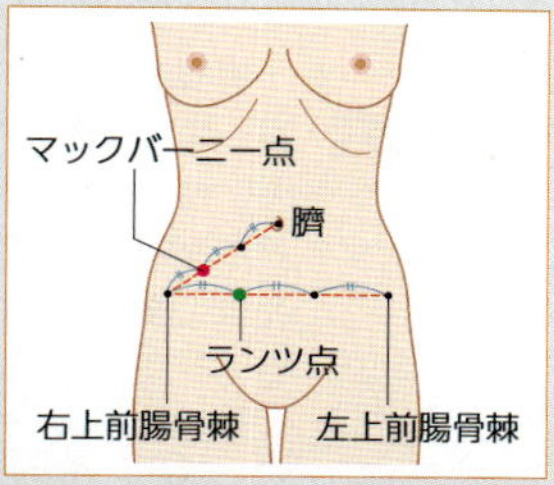

■**図5　虫垂炎における圧通点**
マックバーニー点：右上前腸骨棘と臍を結ぶ線の右外1/3の点．
ランツ点：左右の上前腸骨棘を直線で結ぶ線の右側1/3の点．

エキスパートはここをみる！

- 突然，腹部全体の疼痛が出現する疾患には，消化管穿孔による腹膜炎，イレウス，腸間膜動脈血栓症などがある．ショック状態による急変の可能性が高い腹部大動脈瘤破裂でも，患者は腹部全体の痛みを訴える．
- 急性虫垂炎や急性膵炎では，発症から数日経過して腹部全体の痛みを訴えることが多い．腹部臓器以外の疾患（肺炎や胸膜炎，全身感染症，悪性リンパ腫，白血病，腰痛など）でも疼痛を訴えることがあるので注意が必要である．

落とし穴

　皮膚表面に近い腫瘤や大きな腫瘤，筋性防御，圧痛は，浅い触診で判別できる．深い触診は患者の負担になり，症状を増悪させる可能性があるため状態を考慮して行わなければならない．ただし，特に高齢者の臍周囲または上腹部において，膨張性で拍動性の腫瘤があった場合，腹部大動脈瘤が示唆される．このような場合，さらに触診を行い，そのスリル（皮膚の振動）や大きさを鑑別していく．

　しかし，腹部大動脈瘤が切迫していなければ，患者は疼痛を感じることは少ない．逆に，すでに疼痛を感じている状態では，腹部大動脈瘤の切迫あるいは破裂の危険性が高く，触診はそれを増悪させる可能性があるため控えなければならない．

5 症状別 フィジカルイグザミネーション&アセスメント

- 【呼吸】息が苦しい
- 【循環】胸が痛い
- 【循環】動くと息苦しい
- 【脳循環】頭が痛い
- 【脳循環】めまいがする
- 【消化器,その他】お腹が張って苦しい
- 【消化器,その他】お腹が痛い

■呼吸
息が苦しい

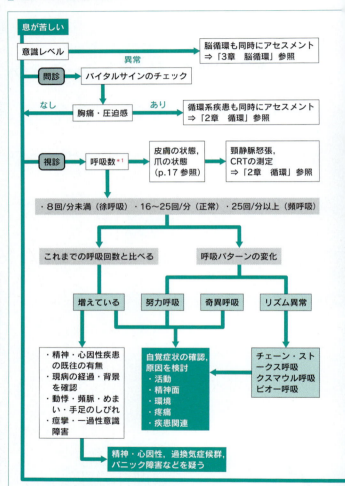

*¹ 呼吸は意識的に変化させることができるため，呼吸を観察していることを悟られてはいけない

■図1 息が苦しい症状の場合のアルゴリズムの一例

- 息が苦しいと訴える患者には，基礎疾患に慢性呼吸器疾患がある人，心不全・腎不全があり水分コントロールが必要な人がいる．
- 「息が苦しい」ではなく「胸が苦しい」と表現する人もいるため呼吸と循環系疾患の両方を考慮したアセスメントが必要になる．

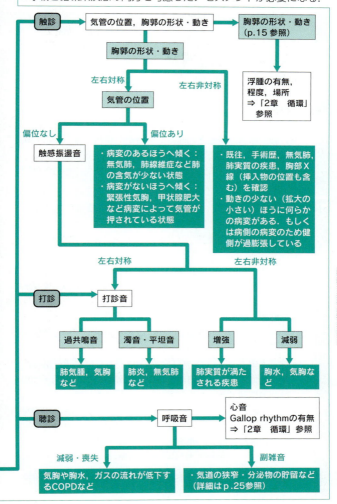

方法

- **問診**
  - 現病歴,既往歴,喫煙歴,自宅・生活環境,アレルギー,海外渡航歴,家族歴,排泄状況,食事摂取を確認する.
  - 息が苦しい場合,会話によるコミュニケーションは症状をつらくさせることがあるため,質問の回答は筆談で行ってもらってもよい.また,呼吸が少しでも楽だと感じる体位をつくれるよう援助する.
- **バイタルサインの確認**
  - **視診**:「1章 呼吸」の項で示した手順に加え,頸静脈の怒張の有無,末梢循環の状態を確認する.
  - **触診**:「1章 呼吸」の項で示した手順に加え,浮腫の有無を確認する.
  - **打診**:患者の体位を加味して行うか,検討する(聴診で異常があった場合に実施するなど).
  - **聴診**:「1章 呼吸」の項で示した手順に加え,心音を確認する.

アセスメント

- **意識レベルの確認**:問診で問題なく回答できる状態であれば,意識レベルは問題ないとする.
- **バイタルサインの確認**:バイタルサインに異常がないかを確認する.
  - **低血圧,高血圧**:通常の血圧を確認し,差を確認する.
  - **頻脈,徐脈,不整脈**:通常の脈拍について確認し,差があるかを確認する.
  - **頻呼吸,徐呼吸,喘鳴**:これまでに呼吸症状があったときの症状の出現程度を確認する.喀痰や咳嗽の程度も確認する.
  - **体温上昇**:風邪や感染症にかかるような生活環境にあったか,身体に痛むところや,感染の兆候が出ている場所はないかを確認する.また排尿状況についても確認する.
  - **SpO_2低下**:呼吸音の低下,喀痰の状況,副雑音の状況を確認する.必要時,症状緩和のために酸素投与を行う.
- **頸静脈怒張,浮腫,心雑音**:心機能が呼吸に影響している可能性がある.必要であれば12誘導心電図も確認し,不整脈の有無や種類について確認する.また,胸部X線による心拡大やうっ血所見についても確認する.

アセスメント

- **副雑音**
  - **ストライダー（喘鳴）**：上気道閉塞の可能性があり，アナフィラキシーなどによる粘膜浮腫，喉頭浮腫によるもの，喉頭蓋炎や異物によるもの，頸部外傷などを考慮する．
  - **高音性連続性ラ音（wheeze，笛音）**：喘息疾患の有無，心不全の有無，アレルギーによるものを考慮する．
  - **低音性連続性ラ音（rhonchi，いびき音）**：分泌物貯留を考慮する．
  - **高音性断続性ラ音（fine crackles，捻髪音）**：無気肺，肺水腫などを考慮する．
  - **低音性断続性ラ音（coarse crackles，水泡音）**：肺炎，気管支炎，無気肺，心不全などを考慮する．
- **呼吸音の低下**：気道狭窄，無気肺，気胸，血胸，胸水貯留を考慮する．

エキスパートはここをみる！

- 副雑音や呼吸音の異常がある場合には，胸部X線が撮影されていれば，陰影の状況を確認しておく．
- 問診は原因を検索するために大変重要である．患者の協力が得られるように症状緩和の援助をしながら，問診やフィジカルアセスメントを行っていく必要がある．
  フィジカルアセスメントから得た結果は，その状態を表しているものである．したがって，その状態を引き起こした原因は何か（診断的なもの）が考えられなければならない．

呼吸　息が苦しい

■循環
胸が痛い

- 胸痛の原因には，緊急性の高い（処置が遅れると命にかかわる）疾患があるため，すばやくかつ的確なフィジカルアセスメントが求められる．
- 心筋梗塞，解離性大動脈瘤，肺血栓塞栓症を疑う所見があれば，ただちに医師へ報告する．
- 原因が確定するまでは，経時的変化を観察し，急変に備える．

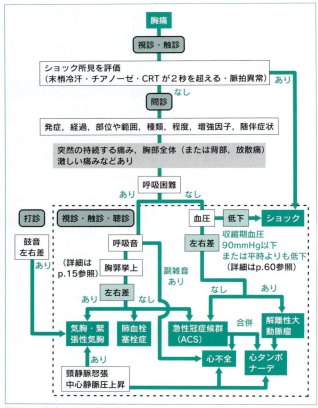

■図1　胸痛のアルゴリズム

方法

- **ショックの有無の確認**：心筋梗塞や解離性大動脈瘤，緊張性気胸や肺血栓塞栓症など，緊急性の高い疾患ではショック状態へ移行することもあり，これを見逃さないことが重要である（詳細は，「**図1 胸痛のアルゴリズム**」を参照）．末梢冷汗・チアノーゼの有無，脈拍，血圧を確認する．
- **問診**：原因検索や緊急性を判断するためには，問診により症状を把握することが重要である．発症と経過，部位や範囲，種類と程度，増強・軽減因子，随伴症状などを問診により確認する．
- **視診・触診・聴診**：血圧の左右差，胸郭・呼吸音の左右差，頸静脈怒張の有無の確認，中心静脈圧の推定を行う．
- **打診**：気胸が疑われる場合には打診により左右差を確認する．

アセスメント

- **ショックの有無**
  - **末梢冷汗・チアノーゼの確認**：両側末梢部に冷汗やチアノーゼを認めた場合には，ショック徴候と判断する．末梢から中枢に向かって観察し，冷汗の範囲が広いほど末梢循環不全が進んでいると判断できる．ただし，熱発している患者では冷汗を伴わないことがあるため，注意する．
  - **脈拍の確認**：橈骨動脈が触知困難な場合には，ショックと判断して観察を行う．緊急時には，頸動脈→大腿動脈→橈骨動脈の順に触知し，血圧を予測する．ショックの患者は頻脈傾向を示すことが多いが，心筋梗塞などでは梗塞部位により徐脈傾向を呈することがあるので，注意する．
  - **血圧の確認**：上記の所見を認めた場合には，速やかに血圧を測定し，平時の血圧と比較する．ほかのショック所見を認めない場合には，問診の後にバイタルサインを評価する．

循環　胸が痛い

アセスメント

- **問診**
  - **発症と経過**　問診での尋ね方の例⇒突然ですか？　徐々にですか？

    突然の発症である場合，心筋梗塞や解離性大動脈瘤，緊張性気胸など緊急性の高いものが多い．
    胸痛が30分以上持続する場合には心筋梗塞を疑い，30分以内の胸痛を複数回繰り返す場合には狭心症を疑う．

  - **部位や範囲**　問診での尋ね方の例⇒どの部分ですか？　胸以外も痛みますか？

    心筋梗塞では顎，左肩，左腕への放散痛を訴えることがある．また，心筋梗塞，肺血栓塞栓症，解離性大動脈瘤などでは胸全体の痛みを訴えることが多く，肋間神経痛や筋骨格系では局所的な痛みを訴えることが多い．

  - **種類と程度**　問診での尋ね方の例⇒どんな痛みですか？　強さはどのくらいですか？

    心筋梗塞などでは「きりきりと締め付けられる」といった特徴的な所見を示す場合もあれば，「肩が重い」などの軽度の症状や無症状の場合もあるため，注意する．解離性大動脈瘤では「焼けるような」「引き裂かれるような」「背部から下肢へ進むような」激痛を訴えることが多い．

  - **増強・軽減因子**　問診での尋ね方の例⇒どんなときに痛みますか？　動くと強くなりますか？　体位で変わりますか？

    肋間神経痛や筋骨格系，消化器系に原因がある場合には，特定の体位や動きによって痛みが増強する場合がある．また，運動負荷によって増強する場合には狭心症を疑う．心膜炎では，上半身を起こして浅く呼吸すると，痛みは軽減することがある．

  - **随伴症状**　問診での尋ね方の例⇒息苦しさや咳，吐き気など，ほかの症状はありますか？

    急性冠症候群では消化器症状を伴うことがある（表1）．気胸や肺血栓塞栓症では呼吸困難や呼吸に伴った症状の変化などを認める．

アセスメント

■表1　急性冠症候群を示唆する胸痛の特徴

- 片側もしくは両側に放散する胸痛
- 労作性の胸痛
- 過去の心筋梗塞と同様の胸痛
- 胸部圧迫感
- 冷汗を伴う胸痛
- 吐気・嘔吐を伴う胸痛

- 視診・触診・聴診
  - **血圧の左右差**：左右差を認める場合には，解離性大動脈瘤を疑う．
  - **胸郭・呼吸音の左右差**：左右差を認める場合には，胸膜炎や気胸を疑う．心筋梗塞であっても心不全を伴う場合には，呼吸音にて副雑音を認めることがある．そのため，副雑音の聴取できる範囲や悪化の有無を経時的に確認することが重要である．
  - **頸静脈怒張の有無，中心静脈圧の推定**：頭部45度挙上の状態で頸静脈怒張を認めた場合には，緊張性気胸や心タンポナーデなどを疑う．心タンポナーデは心筋梗塞や解離性大動脈瘤の重大な合併症の一つであり，見逃さないように注意する．
- 打診
  - **胸部の打診**：気胸の場合には特徴的な「鼓音」を示すため，打診により左右差を確認する．

エキスパートはここをみる！

　ショックをいち早く判断するには，「視診」「触診」が有効である．ショック状態に陥った場合，中枢部の臓器血流を維持するため，末梢血管が収縮する．これは交感神経系の緊張により引き起こされるため，発汗を伴う．つまり「末梢冷汗・チアノーゼ」の所見が最も早くショックを判断する指標となる．ただし，血液分布異常性ショックの場合には，末梢血管が拡張するため，これらの所見を認めないことに注意する．

循環
動くと息苦しい

- 「呼吸困難」は呼吸器系の疾患に特有の症状ではない．心疾患をもった患者が労作時の呼吸困難を訴えた場合には，心不全の所見や重症度を評価することが重要である．
- 心不全には「右心不全」と「左心不全」があるが，これらは病態も症状も異なる．フィジカルアセスメントを行う際は，患者の病態を理解するとともに，どちらの所見を捉えているのか判断しながら観察することが重要である．一方で，左心不全が重症化して右心不全を併発することもある．左心不全患者の観察では，右心不全徴候の出現を見逃さないことが，病態の悪化を見抜くための大事なポイントといえよう．

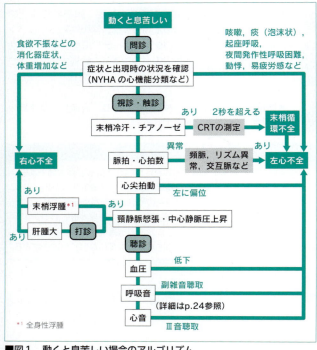

*1 全身性浮腫

■図1 動くと息苦しい場合のアルゴリズム

方法
- **問診**：自覚症状と症状出現時の状況を確認する．
- **視診・触診**：末梢冷汗・チアノーゼ，末梢浮腫，心拍数増加，頸静脈の怒張（中心静脈圧の推定），心尖拍動を確認する．
- **聴診**：呼吸音を確認する．
- **打診**：打診によって肝臓の大きさを推定する（p.141-142を参照）．

アセスメント
- 問診
  - **自覚症状と症状出現時の状況の確認（表1）**：慢性心不全の患者では，NYHA（New York Heart Association）の分類（**表2**）による心機能評価を行う．呼吸困難がある場合，会話による酸素消費が患者の苦痛につながるため短時間で必要なことを効果的に聴取する．

■表1　左心不全と右心不全の主な症状

左心不全症状	● 咳嗽，痰（泡沫状），起座呼吸，夜間発作性呼吸困難，動悸，易疲労感など ● 臥位になると細い気管支が閉塞しやすくなるため，これを防ごうと咳をして水分を吐き出す（夜間の咳発作）
右心不全症状	● 食欲不振などの消化器症状，体重増加など

■表2　NYHAの心機能分類

クラス	自 覚 症 状
Ⅰ度	身体活動を制限する必要はない心疾患患者．通常の身体活動で，疲労，動悸，息切れ，狭心症状が起こらない．
Ⅱ度	身体活動を軽度ないし中等度に制限する必要のある心疾患患者．通常の身体活動で，疲労，動悸，息切れ，狭心症状が起こる．
Ⅲ度	身体活動を高度に制限する必要のある心疾患患者．安静時には何の愁訴もないが，普通以下の身体活動でも疲労，動悸，息切れ，狭心症状が起こる．
Ⅳ度	身体活動の大部分を制限せざるをえない心疾患患者．安静にしていても心不全症状や狭心症状が起こり，少しでも身体活動を行うと症状が増強する．

アセスメント

- 視診・触診
  - **末梢冷汗・チアノーゼ**：左心不全では，心拍出量の低下に対し重要臓器の血流を維持するために，末梢血管を収縮させる．これにより四肢の冷汗・チアノーゼを認める．
  - **末梢浮腫**：右心不全では，静脈圧の上昇により，末梢に浮腫を生じる．
  - **心拍数増加**：左心不全では，心臓から拍出する血液量が減少する（1回拍出量の減少）．これに対し心拍出量を維持するために，心拍数が増加する．
  - **頸静脈の怒張，中心静脈圧の推定**：右心不全では，血液が心臓に戻りにくくなるため，静脈圧が上昇する．その結果，頸静脈が怒張する．
  - **心尖拍動**：左心不全では，左心肥大により心拡大が起こり，心臓が左へと広がる．その結果，心尖拍動部位が左にずれる．
- 聴診
  - **呼吸音の確認**：左心不全による肺水腫では，断続性の副雑音（水泡音）を聴取する．聴取部位の拡大は心不全の悪化を示す徴候であるため，副雑音を聴取した場合には聴取範囲も明確にしておく．
- 打診
  - **肝臓の大きさ**：肝臓のサイズを推定する．右心不全では，静脈のうっ滞により肝臓のうっ血を生じ，肝臓の拡大（肝腫大）を認める．

エキスパートは ここ をみる！

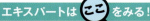

ホーマンズ徴候（**図2**）で下肢深部の静脈のうっ滞を判断する．

患者を仰臥位にし，下肢を支えた状態で，足関節を一気に背屈させ，下腿三頭筋を引き伸ばす．正常であれば下腿三頭筋に痛みはないが，血流がうっ血していれば痛みを生じる（ホーマンズ徴候陽性）．そのほか，深部静脈血栓症の観察法として用いることもある．

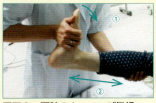

①足関節を背屈方向に屈曲させ，②下腿三頭筋を引き伸ばし，疼痛を確認する．

■図2　下肢のホーマンズ徴候

循環　動くと息苦しい

■脳循環
頭が痛い

- 頭痛は患者の訴えで多いものの一つである．原因は大きく分けて2つあり，偏頭痛や緊張型頭痛などの一次性頭痛と，血管障害など器質的疾患に起因する二次性頭痛がある．
- 頭痛を呈する疾患はさまざまあるため，神経学的な変化の有無を評価し，緊急度・重症度の高い二次性頭痛の否定をしていくことが重要である（**図1**）．頭痛を起こしやすい器質疾患と診断のポイントを**表1**に示す．

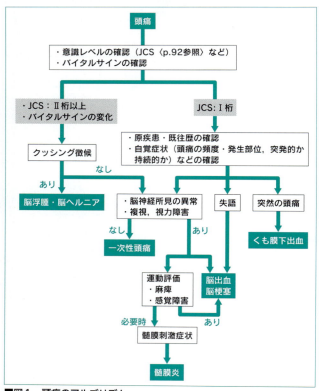

■図1　頭痛のアルゴリズム

■表1　頭痛を起こしやすい器質疾患と診断のポイント

眼疾患	
緑内障	眼痛，眼周囲痛，眼奥痛，嘔気・嘔吐，霧視，視力低下，結膜充血，角膜白濁
視神経炎	視力障害，視野異常
眼窩内腫瘍	眼球突出，眼痛，複視
眼性疲労	近視，乱視などの屈折異常，不適切な眼鏡の使用
耳鼻・歯・口腔疾患	
内耳・中耳炎・真珠腫	耳痛，側頭部から後頭部の頭痛，膿性滲出液
副鼻腔炎	副鼻腔周囲の発赤，圧痛，前頭洞炎では前頭部痛
顎関節症	顎からの放散痛，顎運動に伴う疼痛，顎の可動域減少
歯周囲炎，齲歯	同側の頭痛，顔面痛
脳血管障害（突発性，高血圧の既往，経験したことのない頭痛）	
頸動脈・椎骨動脈解離性動脈瘤，脳梗塞，一過性脳虚血発作（TIA）	頭痛は種々のパターンをとる．頭重のみのこともあり，脳底型片頭痛に類似することもある
慢性脳循環不全	頭重，鈍痛
頭蓋内占拠性病変（頭蓋内圧の亢進症状，起床時に強い頭痛，頭部震盪による頭痛の増強）	
脳腫瘍（グリオーマ，髄膜腫など）	脳局所兆候
下垂体腫瘍，鞍上部腫瘍	視力障害，視野障害，ホルモン異常，前頭部痛
慢性硬膜下血腫・水腫	意識障害，頭部打撲の既往，脳萎縮の存在，常習飲酒

- 患者が頭痛を訴えてきたときには，神経学的所見の変化がなくとも，意識レベル，けいれん，嘔気・嘔吐などの症状の出現や経時的変化を観察していくことも重要である[1]．
- 頭痛を訴えてきたときには意識のあった患者が，突然，意識消失したりけいれんしたりすることもある．

方法

- **意識レベル，バイタルサインの確認**：意識レベル低下の有無，バイタルサインが安定しているかを確認する．
- **原疾患の症状，自覚症状の確認**：意識レベルやバイタルサインに変化がなければ，原疾患の症状，自覚症状（頭痛の頻度・発生部位，突発的か持続的かなど）を確認する．
- **高次機能障害や半盲，脳幹障害，麻痺などの確認**：視野障害，失語など高次機能障害や半盲，眼球運動障害や呂律障害など脳幹障害の症状，麻痺などを確認する．

アセスメント

- **意識レベル，バイタルサイン**：
  - 意識レベルの低下（JCS Ⅱ桁以上），かつクッシング徴候（血圧上昇，脈圧拡大，徐脈）がある場合は危険である．
  - クッシング徴候は頭蓋内圧亢進症状の一つであるため，呼吸パターン，瞳孔の確認とともに，速やかに医師へ報告する（画像診断，減圧処置が必要となる）．脳浮腫，脳ヘルニアが疑われる．

- **原疾患の症状，自覚症状**：
  - 通常，入院患者であれば疾患が診断されているため，原疾患の症状を観察していく．原疾患の症状とは異なる訴えをしてきた場合などは，原疾患が増悪している症状なのか，新しい疾患の合併なのかなどを評価しなければならない．
  - **突然の激しい頭痛，頭痛の増悪など**：二次性頭痛の可能性が高い．なかでも「ハンマーで殴られたような突然の激しい頭痛」などと患者が表現したときは，くも膜下出血の特徴的な訴えであるため，緊急度が最も高い．
  - **拍動性，片側性，持続性などの頭痛**：一次性頭痛（偏頭痛）である可能性が高い[2]．しかし，一次性頭痛があるとわかっている患者が頭痛を訴えた場合でも，日常的なことと，楽観視するのは危険である．

- **高次機能障害や半盲，脳幹障害症状，麻痺など**：
  - 脳出血や脳梗塞が疑われる．
  - さらに発熱や項部硬直などがあれば髄膜炎が疑われる．
  - **図1**のアルゴリズムにあてはまらないときは，**表1**のような疾患を（その他の疾患も）考え，観察する．

エキスパートは ここ をみる！

原疾患が増悪しているための頭痛なのか，新しい疾患の合併による頭痛なのかを評価する際，少なくとも，「何か変だ」と気づき，その「何か」を具象化できるようにフィジカルアセスメント能力を向上させる必要がある．

文献
1) 山勢博彰：頭痛のフィジカルアセスメント．ナースビーンズ スマートナース 2007；9 (1)：16-17.
2) 柴田興一：頭痛診療アルゴリズム．医学のあゆみ 2012；243 (13)：1073-1078.

脳循環
めまいがする

- めまいは患者の訴えで多い症状の一つである．原因は多岐にわたるが，中枢性めまいか末梢性めまいかを鑑別する必要がある（図1，2）．

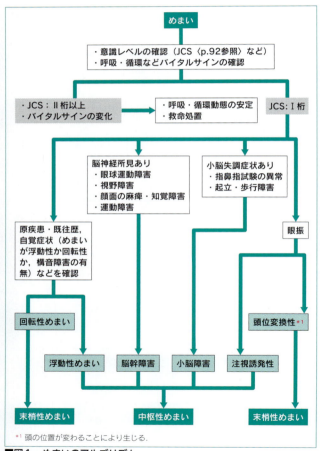

*1 頭の位置が変わることにより生じる．

■図1　めまいのアルゴリズム

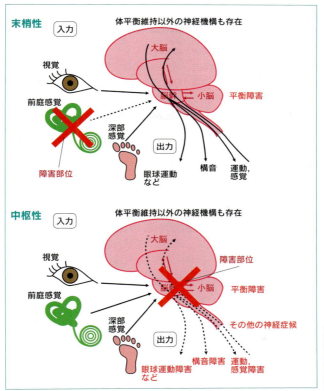

■図2　末梢性めまいと中枢性めまいの症状の違い

《中枢性めまい》

- 中枢性めまいは前庭神経核より中枢の小脳・大脳障害で生じるため[1]，緊急性を要する．
- 中枢性めまいは浮動性であり，ふわふわと宙に浮いた感じ，体の不安定感，ふらつくなどと表現される．
- 中枢性めまいをきたす疾患は，脳幹または小脳の出血か梗塞である[2]．脳幹障害では運動障害や感覚障害，眼球運動障害，構音障害などの神経障害徴候をきたす．小脳の場合，上部の障害では構音障害や四肢の運動失調，下部の障害では起立・歩行障害が出現する（**表1**）．

■表1　中枢性めまいの特徴

障害部位	特徴
脳幹	運動障害（顔面や四肢），感覚障害（顔面や四肢），眼球運動障害，構音障害
小脳上部	構音障害，四肢の運動失調
小脳下部	体幹失調（起立・歩行障害）

《末梢性めまい》
- 末梢性めまいは内耳，前庭神経系の障害による．
- 末梢性めまいは回転性であり，床が傾く，壁が倒れるなどと表現される．
- 末梢性めまいは神経症状を伴わない．

中枢性めまいか末梢性めまいかの鑑別方法

- **意識レベル，バイタルサインの確認**：意識レベルの低下の有無，バイタルサインの安定を確認する．
- **原疾患の症状，自覚症状の聴取**：意識レベルやバイタルサインに変化がなければ，原疾患の症状，自覚症状（めまいが浮動性か回転性か）を確認する．回転性めまいであっても中枢性障害は完全に否定はできないため，神経障害徴候の有無を確認する．
- **脳幹障害の有無**：顔面の運動・感覚障害，Barre徴候（錐体路障害による軽度の運動麻痺の検出方法）陽性などの四肢の運動麻痺，複視，注視障害などの眼球運動障害，視野障害，構音障害を確認する．
- **指鼻指試験**：小脳上部の障害では，構音障害や顔面・四肢のしびれ感などの感覚・運動障害も出現するため，鑑別のために実施する（p.117参照）．
- **起立・歩行**：患者に起立・歩行をしてもらう．
- **眼振**：眼振の有無，特徴を確認する．

アセスメント

- **意識レベル，バイタルサイン**：JCSⅡ桁以上・バイタルサインの変化がみられたときは，呼吸・循環動態の安定，救命が優先される．
- **原疾患の症状，自覚症状**：通常，入院患者であれば疾患が診断されているため，原疾患の症状を観察していく．原疾患の症状とは異なる訴えをしてきた場合などは，原疾患が増悪している症状なのか，新しい疾患の合併なのかなどを評価しなければならない．

アセスメント

- **脳幹障害の徴候**：徴候があれば中枢性めまいと判断できる．
- **指鼻指試験**：陽性（p.117参照）であれば，中枢性めまいである（小脳上部の障害）．臨床では「食べ物をうまく口に運べない」などで運動失調症状に気づくこともある．
- **起立・歩行**：起立・歩行障害が出現すれば，中枢性めまいである（小脳下部の障害）．
- **眼振**：
  - **中枢性めまいで特徴的な眼振**：注視誘発眼振（注視した方向に出現する眼振．左を注視すれば左方向に，右を注視すれば右方向に出現する），垂直性眼振（上下方向に認める眼振），回旋性眼振などがある．中枢性めまいでしか出現しない眼振を**表2**に示す．

■表2　中枢性めまいでしか出現しない眼振

眼振	障害部位
注視誘発眼振	小脳
純粋な垂直性眼振（上眼瞼向き）	延髄，中脳
純粋な垂直性眼振（下眼瞼向き）	小脳
純粋な回旋性眼振	延髄

  - **末梢性めまいで特徴的な眼振**：右下ないし左下懸垂頭位での回旋性眼振，頭位と左右逆転する水平性眼振（方向交代性眼振），頭位によらない一方向性の水平眼振（方向固定性水平眼振）がある[3]．そのため，末梢性めまいを疑う場合は頭位変換眼振検査を行う．

エキスパートはここをみる！

めまいが出現したときは，神経障害の有無を確認し，中枢性めまいの可能性をアセスメントしていくことが重要である．

文献
1）田崎義昭，斎藤佳雄，坂井文彦：ベッドサイドの神経の診かた．南山堂；1994．p.222．
2）肥塚　泉：めまい診療のすすめ方．日本耳鼻咽喉科学会会報 2013；116（4）：351-352．
3）城倉　健：中枢障害によるめまい：末梢性めまいとの鑑別．Pharma Medica 2013；31（10）：23-28．

■消化器,その他
お腹が張って苦しい

- 腹部膨満感の原因には,①脂肪(fat),②ガス(flatus:腸ガス),③腹水(fluid),④便(feces),⑤腫瘍(fibroma),⑥胎児(fetus)の"6つのF"がある(p.136,145参照)(**図1**).

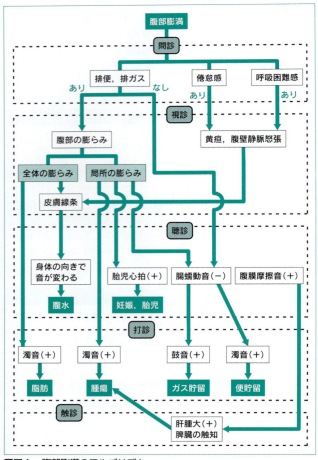

■**図1** 腹部膨満のアルゴリズム

方法

①**問診**：既往歴に加えて，腹部膨満感の発症と経過・質，食事や排泄との関連性，倦怠感や呼吸困難感などの随伴症状，嘔気・嘔吐，下痢の有無などについて聞く（6つのFに関連した情報を得ることが大切となる）．

②**視診，聴診，打診，触診**：4つあるいは9つの境界に腹部を分けて行っていく（p.134参照）．

アセスメント

- **問診**：
  - **排便・排ガス**：なければイレウスや便秘による症状と考えられる．
  - **嘔気・嘔吐・下痢**：急性胃炎などが考えられる．
  - **随伴症状**：倦怠感は肝硬変や肝がんなどによる．全身の衰弱症状，呼吸困難感は浮腫や腹水の貯留が考えられる．
- **視診**：
  - **腹部の全体的な膨らみ**：「6つのF」を念頭におく．皮膚線条（p.135参照）は妊娠時に観察されることが多いが，腹水貯留により生じることもある（妊娠の可能性や既往歴などを確認する）．
  - **腹部の局所的な膨らみ**：部位によって腹壁ヘルニアや脂肪腫などの皮下腫瘍の存在が疑われる．
  - **黄疸**：肝硬変や肝がんといった肝不全の存在が推測される．
  - **腹壁静脈の怒張**：肝不全の進行による門脈圧の亢進が推測される．
- **聴診**：
  - **腸蠕動音（p.137参照）**：腹水貯留や実質臓器の障害の有無にかかわらず，腸管機能に問題がなければ聴取できる．
  - **腹膜摩擦音（p.137参照）**：聴取される場合は肝臓や脾臓の腫瘍を疑う．
  - **腹部膨満の原因が胎児の場合**：妊娠20週を超えていれば，胎児の心拍などが確認できる．
- **打診**：
  - **腹部全体での濁音＋腹部の全体的な膨らみ**：腹部膨満の原因として脂肪の存在が疑われる．
  - **腹部局所での濁音＋腹壁の部分的な膨らみ**：便魂のたまりや腫瘍の可能性が高い．
  - **腸管で鼓音**：ガスが貯留している．
  - **腸管で濁音**：便が貯留している．

アセスメント

- **身体の向きによって音が変わる（移動する）**：6つのFのなかで考えられるのは，腹水のみである．
- **打診で推定する肝臓領域の幅（p.141参照）**：12cm以上に拡大している場合は，急性あるいは慢性肝炎，肝腫瘍などが疑われる．反対に幅が6cm未満に萎縮している場合には，肝硬変が推測される．
- **肝臓・脾臓・腎臓の皮膚表面上での叩打痛（p.143参照）**：各臓器での腫瘍や炎症が疑われる．
- **トラウベの三角形での濁音（p.142参照）**：脾腫を疑う．
- **触診**：
- **肝臓**：正常の場合は，肝臓の下縁は右肋骨の下端（肋骨縁）と位置が重なる．また，触診しても肋骨縁より下方に肝臓を確認することはない．確認される場合は肝腫大と判断する．肝臓が硬く，ザラザラとした感触の場合は肝硬変の可能性が推測される．
- **脾臓**：正常では触知されないため，触診された場合には脾腫が疑われる．

エキスパートはここをみる！

異常所見を確認した場合，1つの異常所見のみで判断するのではなく，異常所見と全身状態との関連性，自覚症状，バイタルサイン，血液検査や超音波検査，X線検査などの所見，既往歴と合わせて判断することが重要である．

■消化器，その他
お腹が痛い

- 腹痛は，痛みを感じる部位と痛みの原因となっている臓器の位置が必ずしも一致しないため，問診によって腹痛の原因を推測しながら，視診→聴診→打診→触診へとつなげていく（**図1**）．

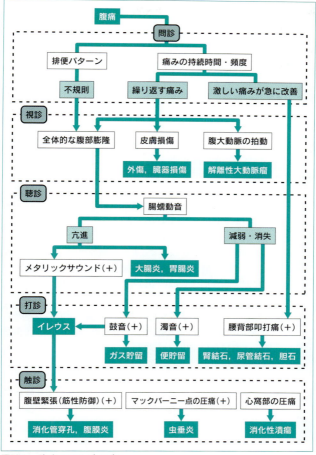

■図1　腹痛のアルゴリズム

方法
- **問診**：痛みの持続時間や頻度，発症と経過，部位，質，痛みの始まる時期と悪化因子・緩和因子，食事との関連性，随伴症状，嘔気・嘔吐，下痢の有無などについて問診しながら視診を開始する．
- **視診**：皮膚の状態，腹部の輪郭と形状，腹部大動脈の拍動，腸蠕動運動について観察する．
- **聴診，打診，触診**：4つあるいは9つの境界に腹部を分けて行っていく（p.134参照）．

アセスメント
- **問診**：
  - **繰り返す痛み**：原因として腸管内でのガスや便などの貯留が考えられるため，排便パターンについて確認し，アセスメントへとつなげる．
  - **激しい痛みが急に改善**：腎結石や尿管結石，胆石の可能性が高い．
- **視診**：
  - **全体的な腹部の膨隆**：原因として「6つのF」（p.136，145参照）を考慮する．
  - **皮膚損傷**：外傷による皮膚や臓器の損傷を考え，発症とその経過や既往歴について聴取する．
  - **心窩部から臍上部のあたりでの腹部大動脈の拍動**：腹部大動脈瘤（解離性大動脈瘤）の可能性が考えられる．腹部大動脈が切迫しているか，あるいは破裂の危険性が高いと判断し，増悪のリスクを回避するために触診は控える必要がある．同様に，動脈の血流音（血管雑音）を聴診する場合も聴診器を腹部に強く押しつけることは控える．
- **聴診**：
  - **腸蠕動音の亢進＋嘔気や嘔吐の随伴症状，下痢**：大腸炎や胃腸炎が原因であると推測される．同じ腸蠕動音亢進でも，メタリックサウンドが聴かれた場合，イレウスの可能性が推測されるため，引き続き打診により鼓音や濁音について観察する．
  - **腸蠕動音の減弱・消失**：消化管穿孔による腹膜炎を生じている可能性があるため，引き続き触診による腹膜炎徴候を観察する．
- **打診**：
  - **鼓音**：ガスの貯留を示す．イレウスの場合，聴診によって

アセスメント

おおよその鑑別が可能であるが,打診で鼓音が聴取される.
- **腰背部の叩打痛**:腎結石や尿管結石,胆石の可能性が高い.
- **肝臓や脾臓,腎臓の体表面の叩打痛**:各臓器の腫大や炎症が疑われる.持続的な痛みの場合は,実質臓器の痛みが慢性化していると考えられ,慢性膵炎の可能性などを推測し飲酒歴や既往歴を聴取する.

- **触診**:
  - **腹壁の緊張(筋性防御)や硬直,反動痛(ブルンベルグ徴候)**(p.146参照):消化管穿孔による腹膜炎を生じている可能性があり,緊急性が高い.
  - **右下腹部での痛みで,マックバーニー点での圧痛**(p.149参照):虫垂炎の可能性が高い.
  - **心窩部での圧痛**(p.149参照):消化性潰瘍などの可能性が考えられ,食事との関連性について聴取する.食後に痛みが増強する場合は胃潰瘍など,空腹時に痛みが増強して食べると和らぐような場合は十二指腸潰瘍などの可能性が高い.

エキスパートは ここ をみる!

緊急対応を要する腹部大動脈瘤の存在やイレウス,腹膜炎を見抜くことが大切である.「お腹が張って苦しい」の項目(p.172参照)と同様に,全身状態との関連性やバイタルサイン,血液や超音波,X線,CTなどの検査所見,既往歴と合わせ,判断していく.

索引

あ

アキレス腱反射	114,115
悪性リンパ腫	150
浅い触診	146
アジソン病	17,135
胃	124
胃液	128
胃潰瘍	133
意識障害	61
意識消失	53
意識レベル	84,90,166,168
異常	iii
異状	iii
一次性頭痛	164
胃腸炎	175
いびき音	155
異変	iii
イレウス	144,147,150,173,176
インスリン	129
咽頭反射	113
ウェルニッケ失語	108
ウォームショック	51
右脚ブロック	64
運動機能	85,110,112
運動失調	117,169
運動ニューロン	75
運動反応	91
運動麻痺	80,85,110
エルプ領域	63
嚥下障害	79,85,106
延髄	70,75,106
横隔膜	3
横行結腸	125
黄疸	132,135,172
オキシトシン	73
音叉	105

か

開眼	90
外頸静脈	48
外頸動脈	37
外転神経	76,84,101
回転性めまい	168,170
灰白質	70,75
解剖学的死腔	6
解離性大動脈瘤	42,60,156,158,175
下顎呼吸	viii
下顎反射	114
踵膝試験	86,89
蝸牛神経	79
拡張型心筋症	59
拡張期血圧	60,97
拡張期雑音	65
角膜反射	79,113
下行結腸	125
下垂体	72
ガス交換	2,7,36
下大静脈	126
下大動脈	6
片麻痺	111
滑車神経	76,84,101
下葉	3
カレン徴候	135
肝がん	133,135,173
肝頸静脈逆流	49
眼瞼下垂	77,101
眼瞼挙上	77
肝硬変	133,135,173
肝腫瘍	144
関節過伸展	42

感染性ショック	61
完全麻痺	110
肝臓	124
冠動脈	30
間脳	70,95,98
肝不全	135,173
顔面神経	77,85,103
顔面麻痺	85,89,103,104
奇異呼吸	11,13
奇異性分裂	65
機械的イレウス	133,138
気管支	5
気管支(気管)音	9,24
気管支肺胞音	9,24
気管支閉塞	21
気胸	13,21,23,24,153,156
気腫	20
偽性球麻痺	79
機能的イレウス	133,138
機能的残気量	7
亀背	15
基本情報インタビュー	iii
奇脈	55
ギャロップ	65
吸気筋	13
急性肝炎	133
急性冠症候群	156,158
急性膵炎	135
急変	v
球麻痺	79
橋	70,75,79,94,101,103,105
胸郭	2,8
胸郭拡大	8,19
胸郭変形	42
胸骨角	48
胸鎖乳突筋	46,37
胸式呼吸	13
狭心症	158
胸水	11,24,153
胸髄	70
強直性麻痺	112
胸椎	74
強皮症	17
胸膜炎	21,25,150
胸膜摩擦音	9,21,25
局所打診法	9,23
起立性低血圧	61
緊急度	v
筋緊張	112
緊張性気胸	20,47,156,158
筋トーヌス	85,112
空間無視	85,109
クスマウル呼吸	11,14,96,152
クスマウル徴候	47
クッシング徴候	84,96,97,164,166
くも状指趾	42
くも膜	71
くも膜下出血	164
クリティカルケア	ix
グルカゴン	129
グレイ・ターナー徴候	135
頸静脈	38,40,46
頸髄	70
頸髄損傷	13
痙性麻痺	81,89,112
頸椎	74
系統的インタビュー	iii
系統的フィジカルイグザミネーション	iii
頸動脈	37,62
頸部腫瘤	20
けいれん	165
血圧	viii,38
血管雑音	62,176
血胸	13
血栓	54
結滞	55

血流音	130, 132, 137, 176
ケルニッヒ徴候	86, 122
限局性圧痛	131
言語反応	90
腱伸張反射	82, 113
構音障害	79, 85, 106, 169
高音性難聴	105
後角	75
口角挙上試験	104
睾丸挙上反射	113
口腔	128
高血圧	154
交互脈	viii, 54, 55, 160
後索	75
高色素	17
高次機能障害	166
高次脳機能	85, 107, 109
恒常性	v
甲状腺機能亢進症	61
甲状腺刺激ホルモン	73
甲状腺肥大	20
交代性片麻痺	111
後負荷	31
後腹膜	125
後腹膜器官	125
項部硬直	86, 121
硬膜	71
肛門反射	113
絞扼性イレウス	138
後葉	73
抗利尿ホルモン	73
後彎症	16
鼓音	133, 140, 173
呼気筋	13
呼気時休止性呼吸	95
呼吸筋	2

さ

臍ヘルニア	147
鎖骨下動脈	29
左室肥大	67
嗄声	85
酸塩基平衡	2
三叉神経	77, 85, 103
三尖弁	29, 30, 33
三尖弁領域	63
酸素飽和度	43
散瞳	77, 100
弛緩性麻痺	89, 112
脂質	128
四肢麻痺	111
視床	72
視診	12, 17, 42, 46, 50, 134
視神経	98
持続性吸気呼吸	95
弛張熱	viii
膝蓋腱反射	113, 114
失語	85, 89, 107
失調性呼吸	95
失認	79
自動能	31
視野	76
視野障害	98
収縮期血圧	60, 97
収縮期雑音	65
収縮性心膜炎	59
重症度	v
十二指腸	125
十二指腸潰瘍	133
主観的情報	iii
縮瞳	77, 99
消化管	126, 128
消化管穿孔	175
消化性潰瘍	175
消化腺	128
消去現象	105
上行結腸	125
上行性網様体賦活系	73

語	ページ
小循環	36
上大静脈	6
小腸	124
小脳	70
小脳機能	86,117
小脳失調症状	120
静脈血	6,30
小網	125
上葉	3
上腕三頭筋腱反射	114
上腕二頭筋腱反射	113,114
触診	15,19,21,22,51,52,56,58,146
食道	128
徐呼吸	13,152,154
触覚	119
触感振盪音	8,21
ショック	40,45,51,53,150,156
ショックの診断基準	60
除脳硬直	73,84,94
除皮質硬直	73,84,94
徐脈	viii,53,55,84,97,154
自律神経反射	113
視力	76
腎盂腎炎	133,144
心音	33,34,38,63,153,160
心基部	28
心筋梗塞	42,158
腎結石	133,144,175
心雑音	34,65,154
心室充満音	65
心室性奔馬調律	65
心収縮力	31
振水音	130,132,137
振戦	117
心尖拍動	50,59
心尖部	28,38,50
腎臓	124
身体診査	iii
心タンポナーデ	40,47,156,159
心拍出量	31,32,33
心拍数	31
心肥大	59
心不全	41,42,42,49,54,133,156,160
深部知覚	86,120
深部反射	113
心房しぼり込み音	65
心膜炎	42
膵液	128,177
膵酵素	128
水晶体亜脱臼	42
膵臓	124
錐体路	82
水泡音	155,162
髄膜炎	164
髄膜刺激症状	86,121
頭痛	166
ストライダー	9,25,155
生殖器	124
性腺刺激ホルモン	73
成長ホルモン	73
喘鳴	154,155
生命維持機能	84,90,95
生理的反射	85,113
脊髄	70,74
脊髄神経	70,80,82
脊椎	74
咳反射	113
舌咽神経	79,85,106
舌下神経	79,85,106
前角	75
前索	75
全身感染症	150
仙髄	70
喘息	23
仙椎	74
蠕動運動	125,128,135,136

前負荷	31
腺葉	73
前葉	73
前彎症	16
総頸動脈	29,37
爪床角	17
僧帽弁	29,30,33,58,63
僧帽弁狭窄症	42,64
側角	75
側索	75
塞栓	54
側副血行路	30
速脈	55
側彎症	15,16
鼠径ヘルニア	147

■た

体血管抵抗	33
対光反射	77,89,99
体循環	36
大循環	36
体性感覚	82,119
大腸	124,128
大腸炎	175
大動脈	64
大動脈炎症候群	60
大動脈弓	29,37
大動脈弁	29,30,33
大動脈弁狭窄	62,64
大動脈弁閉鎖不全	42,61,62
大動脈弁領域	63
大脳	70,79
大脳縦裂	70
大脳半球	71
大脳皮質	70
大網	125
唾液分泌反射	113
濁音	133,140,173
打診	23,67,140

脱色素	17
多発肋骨骨折	13
樽状胸	15
胆汁	128
炭水化物	128
胆石	175,177
断続性ラ音	9,25,155
蛋白質	128
単麻痺	111
チアノーゼ	38,40,43,156,157,160,161
チェーン・ストークス呼吸	11,13,95,152
知覚機能	86,119,120
遅脈	55
チャドック反射	85,113,115
中心管	75
中心静脈圧	38,48,156,157
中心性チアノーゼ	43
虫垂炎	175
中枢神経	70
中枢性過呼吸	95
中枢性めまい	169
中脳	70,75,79,94,101
中脳障害	100
中葉	3,73
超音波ドップラー	53
聴覚	79
腸管狭窄	139
腸間膜動脈血栓症	150
兆候	iii
徴候	iii
聴診	24,60,62,63,137
聴診音	9
聴診器	9
腸蠕動	134
腸蠕動音	130,132,137,175
腸内細菌	129
直腸反射	113

対麻痺	111
痛覚	119
低音性難聴	105
低血圧	154
笛音	155
デルマトーム	82
頭蓋内圧亢進	101
動眼神経	76,84,101
動眼神経障害	100
洞結節	31
瞳孔反射	76,84
橈骨反射	114
糖質	128
動脈	53
動脈血	6,30
動脈血栓症	60
動脈硬化	41
動脈弁	30,33,63
特殊感覚	82,119
徒手筋力テスト	85
トライツ靱帯	125
トラウベの三角形	131,133,142,148,174
努力呼吸	viii,8,11,13
トレムナー反射	85,113,116

■な

内頸動脈	37
内呼吸	6
内耳神経	79,85,105
内臓感覚	82,119
難聴	105
軟膜	71
二次性頭痛	164
二段脈	55
二峰性脈	55
尿管	124
尿管結石	133,144,175
尿道	124

人形の目現象	84,88,102
粘液水腫	42
捻髪音	155
脳幹	70,79,95
脳幹網様体	73
脳梗塞	164
脳出血	164
脳神経	70
脳神経系機能	84,98,101,103,105,106
脳浮腫	97

■は

肺	3
肺炎	11,21,23,150,153
肺気腫	11,21,23,153
肺区域	5
敗血症	51
肺血栓塞栓症	156,158
肺腫瘍	21
肺循環	36
肺静脈	29
肺線維症	21
肺塞栓	47
バイタルサイン	vii,viii,84,95,139,152,154,157,164,166,168,170
肺動脈	6,29,30,59,64
肺動脈弁	29,33
肺動脈弁狭窄	64
肺動脈弁領域	63
肺胞音	9,24
白質	70,75
バケツハンドル運動	16
ばち状指	17,18
白血病	150
バビンスキー反射	85,1131,15
反射	82,85,113
反射弓	82

反動痛	131,133,148,177
半盲	166
ビール樽状胸	16
ビオー呼吸	11,14,152
比較打診法	9,23
膝踵試験	118
尾髄	70
ヒス束	31
脾臓	124
砒素中毒	17
ビタミン	128
尾椎	74
皮膚線条	132,135
表在知覚	86,119
表在反射	82,113
病的反射	82,85,113
鼻翼呼吸	viii
貧血	43
頻呼吸	13,152,154
頻脈	viii,41,55,64,154,160
ファーター乳頭	126
不隠	61
深い触診	146
腹腔内器官	125
副雑音	25,155,162
複視	101
腹式呼吸	13
副腎	124
副腎皮質刺激ホルモン	73
腹水	135,144
腹大動脈	126,130,132
腹直筋離開	136,147
腹部大動脈	175
腹部大動脈瘤	136,139
腹部膨満感	172
腹壁反射	113
腹壁ヘルニア	147
腹膜炎	133,150,175,177
腹膜摩擦音	130,132,137
複脈	55
浮腫	38,56,153,154,160
不整脈	31,54,154
浮動性めまい	168
プルキンエ線維	31
ブルジンスキー徴候	86,121
ブルンベルグ徴候	131,133,147,177
フレイルチェスト	13
ブローカ失語	108
プロラクチン	73
閉眼運動	104
平衡感覚	79
閉塞性イレウス	138
ペースメーカー機能	31
ヘルニア	136
便秘	173
ペンフィール	72
膀胱	124
膀胱反射	113
房室結節	31
房室弁	30,33,63
乏尿	61
ホーマンズ徴候	163
母指徴候	42
ホフマン反射	85,113,116
ホルモン	73,129
ポンプ機能	31
ポンプハンドル運動	16

■ま

マックバーニー点	126,133,149,175,177
末梢循環不全	45
末梢神経	70,75
末梢性チアノーゼ	43
末梢性めまい	169
末梢浮腫	162
麻痺	81,166

麻痺性イレウス	138
眉持ち上げ運動	104
マルファン症候群	42
慢性肝炎	133,144
慢性閉塞性肺疾患	24
脈拍	38,52
無気肺	11,13,23,153
無尿	61
迷走神経	79,85,106
メタリックサウンド	176
メドゥーサの頭	135
めまい	53,168
メラニン細胞刺激ホルモン	73
毛細血管再充満時間	18,38,44
網膜	76
網膜剥離	42
問診	157,176

や

幽門輪	125
指鼻指試験	86,89,170
腰髄	70
腰椎	74
腰痛	150

ら，わ

リンパ	124
リンパ球	129
冷汗	51,156,157
連続性ラ音	9,25,155
漏斗胸	15,16,42
肋間神経痛	158
呂律障害	85,166
ロンベルグ徴候	86,120
腕頭動脈	29

数字・欧文・その他

Ⅰ音	63
1回拍出量	31
Ⅱ音	63
Ⅲ音	65
Ⅳ音	65
ACS	156
Barré徴候	170
Blumberg sign	147
capillary refilling time (CRT)	18,38,40,44,156,160
central cyanosis	43
coarse crackles	155
COPD	24,153
fine crackles	155
Glasgow Coma Scale (GCS)	61,84,90,94
hepatojugular reflux	49
Japan Coma Scale (JCS)	61,84,90,94,164,168
Lanz点	149
Louis角	48
manual muscle testing (MMT)	85,110
Marfan syndrome	42
McBurney点	126,149
peripheral cyanosis	43
physical assessment	iii
physical examination	iii
rhonchi	155
thumb sign	42
venous hum	139
ventricular gallop	65
wheeze	155
WHO	45
wrist sign	42

中山書店の出版物に関する情報は，小社サポートページを御覧ください．
http://www.nakayamashoten.co.jp/bookss/define/support/support.html

フィジカルイグザミネーション&アセスメントポケットナビ

2015年12月25日　初版第1刷発行© 〔検印省略〕

編　集　道又元裕　露木菜緒　戎　初代
発行者　平田　直
発行所　株式会社 中山書店
　　　　　〒112-0006　東京都文京区小日向4-2-6
　　　　　電話　03-3813-1100（代表）
　　　　　振替　00130-5-196565

http://www.nakayamashoten.co.jp/

DTP・印刷・製本　株式会社　公栄社

Published by Nakayama Shoten Co., Ltd. Printed in Japan
ISBN 978-4-521-74280-9

- 本書の複製権・上映権・譲渡権・公衆送信権（送信可能化権を含む）は株式会社中山書店が保有します．
- JCOPY ＜(社)出版者著作権管理機構　委託出版物＞
本書の無断複写は著作権法上での例外を除き禁じられています．
複写される場合は，そのつど事前に，(社)出版者著作権管理機構
（電話03-3513-6969，FAX 03-3513-6979，e-mail：info@jcopy.or.jp）
の許諾を得てください．

- 本書をスキャン・デジタルデータ化するなどの複製を無許諾で行う行為は，著作権法上での限られた例外（「私的使用のための複製」など）を除き著作権法違反となります．なお，大学・病院・企業などにおいて，内部的に業務上使用する目的で上記の行為を行うことは，私的使用には該当せず違法です．また私的使用のためであっても，代行業者等の第三者に依頼して使用する本人以外の者が上記の行為を行うことは違法です．